DE

L'ALIMENTATION

ENVISAGÉE AU POINT DE VUE PHYSIOLOGIQUE

(EN PARTICULIER A L'HOPITAL ET DANS LES ÉTABLISSEMENTS DE BIENFAISANCE DE LA VILLE DU HAVRE)

DE

L'ALIMENTATION

ENVISAGÉE AU POINT DE VUE PHYSIOLOGIQUE

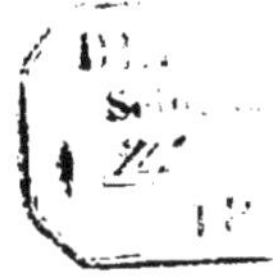

(En particulier à l'hôpital et dans les établissements de bienfaisance de la ville du Havre)

PAR

Le Dr A. MONTAGNE

EX-INTERNE DES HOPITAUX DU HAVRE

« Si l'on se rend illustre en publiant des vérités nouvelles, on se rend utile en mettant celles qui sont connues entre les mains des personnes auxquelles elles sont nécessaires, et l'un vaut bien l'autre. » TISSOT.

PARIS
G. STEINHEIL, ÉDITEUR
SUCCESSEUR DE H. LAUWEREYNS
2, Rue Casimir-Delavigne, 2

1885

AVANT-PROPOS

Nous ne nous sommes pas dissimulé les grandes difficultés du sujet que nous avons voulu traiter. Si nous ne parvenons pas à jeter quelque lumière sur le problème ardu de l'alimentation, nous aurons, au moins, le mérite d'avoir essayé consciencieusement, ne nous laissant pas rebuter par des recherches minutieuses et un travail considérable.

Nos scrupules, nos craintes même, se sont encore augmentées par l'appréciation de notre savant et cher maître, M. le professeur Bouchardat, dont nous nous sommes fait un devoir de prendre l'avis éclairé et indiscutable en matière d'hygiène. — « Vous avez choisi, nous écrit notre illustre maître, un sujet intéressant, mais qui n'est pas facile... Votre plan est bon, mais vaste, et je crains qu'il ne prête beaucoup le flanc à la critique ; il me ferait peur. » Et plus loin : « Votre programme d'expériences est bon, mais il vous faut bien du travail pour l'exécuter. Courage, si vous persistez. »

DE

L'ALIMENTATION

ENVISAGÉE AU POINT DE VUE PHYSIOLOGIQUE

(EN PARTICULIER A L'HOPITAL ET DANS LES ÉTABLISSEMENTS DE BIENFAISANCE DE LA VILLE DU HAVRE)

CHAPITRE PREMIER

CONSIDÉRATIONS GÉNÉRALES. — PANUM ET LE CONGRÈS DE COPENHAGUE. — IMPORTANCE DE L'ÉTUDE DE L'ALIMENTATION. — DIVISION DU SUJET.

> « Il est indubitable qu'en fournissant en quantités convenables les substances qui remplacent ou diminuent les pertes de l'organisme, on peut prolonger la vie de l'individu et élever la durée moyenne de la vie de la société toute entière. Une amélioration de la position matérielle des classes populaires peut donc prolonger la durée moyenne de la vie et rendre la race humaine plus robuste. »
>
> CARL VOGT, (*Lettres philosophiques*).

A notre époque où les sciences médicales ont réalisé tant de progrès merveilleux, où, suivant l'expression du professeur Bouchard (1), *il est bon de vivre, quand on s'intéresse aux choses de la médecine*, une branche importante de nos connaissances a été négligée et n'a point participé au progrès général. Nous voulons parler de l'alimentation chez l'homme en

(1) Leçon d'ouverture du cours de pathologie générale. — 1885.

état de santé, alimentation variable suivant le sexe, l'âge, la saison de l'année et le climat sous lequel on vit. Problème complexe et ardu, mais qu'il importe de résoudre parce qu'il n'intéresse pas seulement le maintien de notre santé mais encore la conservation de notre vie.

Ne semble-t-il pas étonnant que l'alimentation physiologique n'ait point été l'objet des recherches de notre époque ? L'empirisme a, en effet, disparu de toutes les branches de nos connaissances; l'alimentation seule n'est pas devenue scientifique. — Nous entendons l'alimentation de l'homme, car celle des animaux qu'il a asservis a réalisé, avec l'aide des chimistes agronomes, des progrès vraiment étonnants, et dont les médecins, croyons-nous, n'ont pas suffisamment songé à tenir compte.

Royer Collard avait cependant indiqué la voie à suivre, et aussi les moyens à employer (1). La parole éloquente du savant académicien appelait, dès 1843, l'attention des médecins sur les progrès réalisés par les agriculteurs, les éleveurs et en particulier les éleveurs anglais (Backewel, Collins, etc.), et il réclamait qu'on fît pour l'homme ce qui avait été fait pour les animaux domestiques et les plantes cultivées. « La pratique agricole, disait-il, l'élève des bestiaux, l'éducation des animaux domestiques, ont amassé pendant des siècles des trésors d'observations positives et d'expériences toutes faites. Le moindre fermier de nos campagnes possède des notions qui nous manquent, mélange bizarre de vérités et d'erreurs, produit brut d'un empirisme souvent grossier, mais quelquefois inspiré par le génie. Sachons puiser à cette source féconde..... »

On n'a pas suffisamment mis à profit ces sages conseils. Royer-Collard demandait d'expérimenter sur l'homme : sauf quelques essais sans grande portée tentés à l'étranger sur des soldats et des prisonniers, cela n'a pas été fait, ou l'a été imparfaitement.

Il suffit, comme nous allons le faire dans ce travail, de jeter un coup d'œil sur les tarifs alimentaires de divers établissements sanitaires et de certaines institutions de bienfaisance, pour se rendre compte de ce fait important, grave même : presque partout les rations alimentaires, bien qu'étant quelquefois suffi-

(1) Discours lu à l'Académie de médecine dans la séance publique annuelle du 6 décembre 1843.

santes ne sont point fixées d'après les données physiologiques.

Faut-il s'étonner dès lors que la mortalité, — surtout la mortalité infantile, — soit relativement plus considérable en France que dans les autres contrées de l'Europe, et ne doit-on pas voir dans le fait de l'alimentation insuffisante quelquefois, vicieuse souvent, la principale cause de notre infériorité au point de vue sanitaire ? L'alimentation suffisante met à l'abri de nombreuses maladies, et nous ne saurions trop méditer ce sage conseil du professeur Bouchard (1) : « Le médecin, dit-il, doit, et il devra toujours soutenir les forces de l'organisme et mettre la place en bon état de défense (contre les microbes), s'inspirant constamment de cette vérité : avant toute maladie, il y a un trouble de la vie, car la nutrition, c'est la vie. »

A l'étranger, il nous coûte de l'avouer, on s'est plus préoccupé qu'en France de faire servir à l'alimentation des diverses classes de la société les progrès modernes de la chimie biologique ; et, récemment, au dernier congrès de Copenhague, M. le professeur Panum a poussé une sorte de cri d'alarme qui aura, nous l'espérons, pour effet d'attirer l'attention sur des réformes qui s'imposent désormais, non pas seulement dans le rationnement mais encore dans la préparation et la variété des aliments. Le grand philanthrope danois, après avoir rappelé à ses savants confrères l'importance qu'il y a à rendre l'alimentation physiologique, les a priés de lui faire parvenir des renseignements variés sur l'alimentation dans leurs pays respectifs, renseignements dont la nature est indiquée dans un questionnaire qu'a reproduit le *Journal de Médecine de Paris* (voy. n° 8, 21 fév. 1885). De nombreux médecins vont sans doute répondre au pressant appel du professeur (2) de Copenhague ; du moins, il l'ont promis. MM. les professeurs Bouchard (de Paris) et Lépine (de Lyon) notamment, se sont engagés à s'occuper des recherches indiquées.

Une partie du programme fixé par le professeur Panum a été réalisé, à l'étranger, dans ces derniers temps. En Italie, le professeur Moleschott, poursuivant des études anciennes, a pu-

(1) Bouchard, *loco citato*.

(2) Nos considérations générales ont été rédigées avant la mort du professeur Panum. Nous lui avions écrit pour lui demander divers renseignements dont nous avions besoin pour ce travail. Il nous répondait le premier avril, et sa sœur nous a envoyé sa lettre, qu'il n'avait point encore achevée, quand la mort est venue le surprendre.

blié un mémoire sur les rations alimentaires des soldats italiens; en Russie, le Dr Schmulewitz et le professeur Dobroslowin ont dû, déjà, s'occuper de la même question ; à Varsovie, une commission assistée du Dr Nencki a préparé un tableau graphique pour les hôpitaux de cette ville. Ce tableau a été traduit en français par le Dr Lubelski (1). Les rations journalières normales y sont indiquées, en même temps que celles des malades, et, en regard de la liste des aliments et des mets variés dont on use dans les hôpitaux de Varsovie, se trouve leur composition physiologique, indiquée par des couleurs différentes qui occupent une étendue plus ou moins grande, suivant leur richesse nutritive.

Dès l'époque du congrès de Copenhague, nous avions résolu de répondre à l'appel du Pr Panum, dans la limite de nos faibles moyens, et de faire de la question de l'alimentation le sujet d'un mémoire ; mais depuis longtemps déjà, nous avions été frappé, pendant la durée de notre internat, par la vue de blessés entrant à l'hôpital pour une affection chirurgicale sans importance et ne tardant pas à s'y anémier profondément, et à devenir, quelques-uns, tout à fait malades, au sens propre du mot. Nous nous sommes alors posé la question : ne faut-il pas accuser le régime alimentaire ?

Nous n'avons pas la prétention de présenter une œuvre achevée, exempte de tout reproche ; nous redirons peut-être des choses qui ont été dites avant nous, mais nous avons pensé qu'il est bon de redire certaines choses parce qu'elles sont importantes, d'une application de chaque jour, et qu'on est très porté à les oublier. — Nous nous proposons surtout de placer sous les yeux des administrations des faits indiscutables, des règlements et des statistiques qu'elles ne pourront récuser parce qu'ils sont leur œuvre, et de démontrer par ces documents qu'il y a encore de grands progrès à réaliser, de nouveaux sacrifices à demander à la population valide et fortunée des cités, dans l'intérêt même de l'association, « car toute dépense faite au nom de l'hygiène est une économie, et le gaspillage de la vie humaine est plus ruineux que tout le reste (2). »

(1) M. le Dr Lubelski a bien voulu nous envoyer un exemplaire de ce magnifique tableau qu'il a traduit en Français, et nous l'en remercions sincèrement.

(2) Rochard. — Discours sur la valeur économique de la vie humaine (Congrès de la Haye, 1884).

Pour clore ce chapitre des considérations générales sur l'importance du sujet que nous voulons traiter, nous rappellerons les efforts tentés de toutes parts en vue de notre sécurité nationale. Nos penseurs, depuis nos douloureux revers de 1870 et 1871, ont beaucoup fait pour réchauffer, exalter même le patriotisme de la nation ; on s'est appliqué à développer chez l'enfant, en même temps que l'esprit militaire, les qualités physiques qui doivent faire de lui un défenseur vigoureux du sol natal. Mais combien peu se sont occupés de l'alimentation rationnelle dont il est important d'user, en dehors de la gymnastique et des exercices militaires, pour faire un bon soldat. Et cependant l'alimentation ne doit-elle pas être le point de départ de cette sorte d'entraînement qu'on fait subir à la jeunesse française ? Nous ne nous arrêterons pas sur cette idée que la gymnastique n'est rien sans l'alimentation, idée sur laquelle nous aurons, d'ailleurs, occasion de revenir dans nos conclusions. Mais nous rappellerons que l'alimentation constituait une partie des plus importantes du régime d'entraînement auquel se soumettaient les athlètes de l'antiquité et occupe une large part dans celui que suivent encore de nos jours les boxeurs et les coureurs anglais.

Nous diviserons notre sujet de la manière suivante :

Dans un premier chapitre, nous résumerons les diverses phases de l'histoire de l'alimentation chez l'homme sain et chez l'homme malade, depuis les temps historiques jusqu'à nos jours, où un réveil en faveur de l'alimentation rationnelle semble s'affirmer par divers travaux récents.

Le Chapitre II traitera de la physiologie de l'alimentation et sera terminé par une critique de l'alimentation dans divers établissements publics, critique dans laquelle nous prendrons pour base de notre argumentation les quantités allouées par les règlements en vigueur. Dans le Chapitre III, nous dirons comment nous entendons l'alimentation dans les établissements publics, et nous dresserons des tableaux à l'usage des économes, analogues à ceux faits en Allemagne et en Russie. Le Chapitre IV résumera nos expériences faites à l'hôpital du Havre. Nous terminerons, dans le Chapitre V, en exposant diverses formules d'une alimentation rationnelle adaptée à plusieurs classes de la Société.

CHAPITRE II

HISTOIRE ABRÉGÉE DE L'ALIMENTATION CHEZ LES PEUPLES ANCIENS. — DE LA DIÉTÉTIQUE (ENVISAGÉE AU SENS PROPRE DU MOT) DEPUIS HIPPOCRATE JUSQU'À NOS JOURS. — RÉVEIL EN FAVEUR DE L'ALIMENTATION RATIONNELLE, AFFIRMÉ PAR DIVERS TRAVAUX RÉCENTS.

« Espérons que le temps est proche où l'on reconnaîtra qu'au fond de toute question sociale, il y a une question d'hygiène et qu'au premier rang du problème dont s'occupe la science hygiénique, se place le problème de l'alimentation suffisante à bon marché.

Dr SAFFRAY.

A. — Depuis la plus haute antiquité, l'alimentation s'est toujours posée comme un problème à résoudre à tous les législateurs, lesquels ont été les premiers hygiénistes. Moïse (17e siècle av. J.-C.) réglementa l'alimentation des Hébreux d'une manière très sage et que l'hygiène ne désavouerait pas. N. Gueneau de Mussy a fait ressortir dans un travail récent (1), la haute portée hygiénique des prescriptions judaïques et nous renverrons à cette étude plutôt que d'en donner, dans notre thèse, une courte et infidèle analyse. Nous ne citerons qu'un fait, qui nous a particulièrement frappé: il était défendu aux Hébreux de se nourrir de la chair des animaux carnassiers (2). Cette prescription était justifiée sans doute par la connaissance, toute empirique, que cette chair peut contenir des principes toxiques. Les beaux travaux de Selmi et de M. A. Gauthier sur les ptomaïnes ont rendu compte des accidents causés quelquefois par l'ingestion de certains aliments d'origine animale.

Nous empruntons à l'abbé Fleury (3) quelques renseignements, qui ne manquent pas d'intérêt, sur l'alimentation des Hébreux.

(1) Voy. Etude sur l'hygiène de Moïse et des anciens Israélites, par le Dr Noël Gueneau de Mussy. Paris, Delahaye et Lecrosnier, 1885.

(2) Moïse a prohibé la viande de porc et, en général, les corps gras ; Mahomet a défendu l'usage des boissons alcooliques ; ces prohibitions peuvent s'expliquer hygiéniquement par ce fait qu'une nourriture riche en éléments de calorification est inutile et même dangereuse dans les climats chauds.

(3) Voy. Mœurs des Israélites, par l'abbé Fleury, 1681.

« On peut avoir, dit cet auteur, une notion exacte des vivres dont usaient les Hébreux, dans le livre des Rois. Il y est fait mention des rafraîchissements que David reçut, en diverses occasions, d'Abigaïl, de Siba et de Berzellaï, et des provisions qu'on vint lui apporter à Hébron. Les espèces qui y sont marquées sont du pain et du vin, du blé et de l'orge, de la farine de l'un et de l'autre, des fèves et des lentilles, des pois chiches, des raisins secs, des figues sèches, du miel, du beurre, de l'huile, des moutons, des bœufs et des veaux gras. Il y a dans ce dénombrement beaucoup de grains et de légumes. »

Le lait entrait aussi pour une grande part dans l'alimentation des Hébreux, ainsi qu'on le voit dans les Proverbes : « Que le lait de tes chèvres te suffise pour ta nourriture et pour les besoins de ta maison. (1) » Ils ignoraient les raffinements de la table, et nous n'avons trouvé nulle part mention de sauces ni de ragoûts. « Leurs festins étaient composés de viandes solides et grasses (2). »

Les anciens Hébreux mangeaient assis. Plus tard les Israélites empruntèrent aux Perses l'usage de manger couchés sur des lits, usage qu'adoptèrent ensuite les Grecs et les Romains. L'heure du repas principal devait être fixée, pour les gens réglés, vers le milieu du jour, et seulement après avoir travaillé, car manger et boire dès le matin, signifie, dans Isaïe, être déréglé et débauché. — Nous savons qu'à Rome, le repas principal, *cœna*, avait lieu entre trois et quatre heures de l'après-midi.

Manou (XIIe ou XVe siècle av. J.-C.) ne réglementa pas d'une manière moins sage l'alimentation des Indiens, qu'il s'efforça d'adapter au climat. Il divisa en outre la nation en classes et chaque classe eut un genre spécial d'alimentation animale. Ce législateur eut en vue, surtout, de mettre le bœuf, si utile à l'agriculture, à l'abri de la voracité d'un peuple souvent affamé, et il défendit d'en manger la chair sous peine de déchéance sociale. Les contrevenants devenaient *parias*, déclassés, et leur présence seule souillait.

A l'époque d'Hérodote (Ve siècle av. J.-C.) les Egyptiens réglementèrent leur alimentation, à l'exemple des Juifs. Ils s'abstenaient des oiseaux carnassiers et ne mangeaient point

(1) Voy. Proverbe XXVII.
(2) Fleury, loco citato.

de fèves; ils tenaient le pourceau pour immonde. Une des prescriptions qui doivent le plus frapper, dans cette réglementation, c'est la défense faite aux prêtres d'user de la chair du poisson, aliment excitant, d'après M. Fonssagrives (1), et qui, selon nous, devrait être défendu à toute association ayant, de nos jours, fait vœu de célibat. Il est encore une pratique qui mérite d'être rapportée : tous les mois, et trois jours de suite, ils prenaient une purgation « conservant leur santé avec vomissements et clystères, estimant que toutes les maladies des hommes viennent des viandes dont ils se nourrissent. »

Le repas qu'offre Achille à Nestor, à Ulysse et aux autres héros venus dans sa tente pour l'engager à mettre un terme à sa colère et à reprendre les armes, repas qu'il prépare de ses mains, nous apprend que les Grecs, à l'époque de la guerre de Troie, usaient de la chair du mouton, de celle de la chèvre et de celle du porc. Ils mangeaient assis par terre, sur des tapis, et avant le repas on prenait une coupe de vin, en manière d'apéritif : c'est, du moins, le cérémonial que nous indique Homère. « En disant ces mots, il les conduit à sa tente, les fait asseoir sur des tapis de pourpre, et s'adressant à Patrocle : « Fils de Mænetius, dit-il, apporte-nous une urne plus profonde, remplis-là d'un vin plus pur, et fais-nous distribuer des coupes...... »

« Cependant Achille met sur la flamme un grand vase rempli des épaules d'un agneau et d'une chèvre grasse et du dos succulent d'un porc nourri avec soin : Automédon tient les viandes qu'Achille coupe avec dextérité; les dards en sont couverts : le fils de Mænetius, semblable par sa stature à l'un des immortels, allume un grand feu; dès que le bois est consumé et ne jette plus qu'une flamme languissante, il étend les charbons, sur lesquels il suspend les dards, poudrés de sel sacré, et soutenus par des fragments de roche : lorsque le feu a pénétré les viandes, Patrocle les sert et distribue le pain apporté

(1) Voy. Fonssagrives, article hygiène du dictionnaire de M. Dechambre. — Brillat-Savarin n'est pas moins affirmatif : « Le poisson contient une quantité assez notable de phosphore et d'hydrogène, c'est-à-dire ce qu'il y a de plus combustible dans la nature. D'où il suit que l'ichthyophagie est une diète échauffante, ce qui pourrait légitimer certaines louanges données jadis à quelques ordres religieux, dont le régime était directement contraire à celui de leur vœu déjà réputé le plus fragile. »

dans de belles corbeilles: Achille présente les portions » (1).

Ce passage, que nous avons cru devoir reproduire en entier, nous initie à bien des choses. Nous y voyons l'emploi du sel; la *façon culinaire* elle-même ne nous échappe pas. La viande est mise d'abord dans un vase sur le feu, — à la casserole, dirions-nous presque, — où elle laisse un excès de sucs et de graisse; elle est ensuite divisée et les morceaux sont placés sur la braise ardente.

Parmi les aliments dont parle Homère, il n'est point question de poisson, sans doute parce que les anciens Grecs jugeaient cette nourriture trop délicate et trop légère pour des hommes robustes et vigoureux (2).

Nous ne ferons que mentionner les règles d'alimentation que Lycurgue (3) établit à Sparte, ces règles étant connues de tout le monde. Nous rappellerons, toutefois, que le fameux brouet noir des Spartiates était un mets complexe et dans lequel il entrait avec des aliments carbonés (farines, fécule, etc.) une proportion assez considérable de viande.

C'était donc un aliment complet et selon les données de l'hygiène, — à la condition qu'on en mangeât une quantité suffisante, — analogue sous bien des rapports à la soupe de nos soldats. Les figues et les raisins secs, les olives (aliments hydrocarbonés) devaient, d'ailleurs, compléter l'alimentation par le *brouet noir*. Il faut ajouter que les exercices physiques, auxquels se soumettaient les Spartiates les rendaient plus aptes à digérer des aliments grossiers. Cette considération nous explique comment Denys (tyran de Syracuse) s'étant fait préparer un brouet à la Spartiate, le rejeta dédaigneusement. Son cuisinier, — qui nous a bien l'air d'un hygiéniste, — lui fit observer avec raison que pour le trouver bon, il faut préalablement se soumettre à un exercice violent.

B. — Nous avons pu voir, par le court aperçu qui précède sur l'alimentation chez les anciens, que les Egyptiens et les Hébreux nous ont laissé quelques bons préceptes d'hygiène alimentaire.

Nous voici arrivés à l'époque d'Hippocrate. On peut affirmer

(1) Homère. Ch. IX. Traduction Bitaubé.
(2) Cependant on voit dans l'Odyssée qu'Ulysse fit visite aux Ichthyophages.
(3) IXe siècle av. J.-C.

qu'on s'était beaucoup occupé d'hygiène alimentaire avant l'illustre médecin de Cos. Hippocrate a, en effet, résumé les travaux de ses devanciers, en y joignant le résultat de ses recherches personnelles. Les œuvres dans lesquelles il a spécialement étudié l'alimentation sont : Des Aliments ; du Régime ; du Régime dans les maladies aiguës ; de la Diète salubre ; des Airs ; des Lieux et des Eaux et les Aphorismes.

Nous avons lu avec soin ces traités de la collection hippocratique, mais leur analyse nous entraînerait trop loin et excéderait les limites étroites que nous avons dû nous imposer. Les Aphorismes résumant, d'ailleurs, les idées du père de la médecine sur l'alimentation, nous en dirons quelques mots ; nous analyserons ensuite sommairement le livre du Régime.

Nous n'avons pas à parler ici du régime dans les maladies aiguës ; aussi ne relèverons-nous que les aphorismes qui ont trait à l'alimentation de l'homme en état de santé.

Dans l'aphorisme III de la section 1re, Hippocrate invoque le régime des athlètes qui, subissant un régime spécial, par lequel ils acquièrent un excès de force et d'embonpoint, ont quelquefois besoin qu'on les ramène à un état de santé plus sûr. Il ajoute qu'il ne faut pas pousser trop loin l'*atténuation parce que la restauration devient alors plus difficile et périlleuse.*

Les belles expériences de Chossat (1) sur l'inanition sont venues confirmer les vues d'Hippocrate.

Si nous citons plusieurs autres aphorismes de la section 1re, c'est qu'ils confirment l'opinion que nous soutiendrons au cours de ce travail, à savoir que le régime alimentaire de certains hôpitaux a besoin d'être modifié, les malades y étant soumis, en quelque sorte, à un régime d'inanition.

APH. IX (2). — Il faut examiner le malade pour estimer s'il supportera le régime jusqu'au plus haut période de la maladie, et laquelle des deux alternatives arrivera, ou que le malade s'affaiblisse le premier et ne supporte pas le régime, ou que la maladie cède la première et s'amortisse.

APH. X. — Quand donc la maladie arrive tout d'abord à son summum, on prescrira tout d'abord aussi un régime ténu : quand ce moment tarde davantage, il faut à l'époque du summum et un peu avant cette époque, retrancher de la nourriture;

(1) Voy. Chossat. Recherches expérimentales sur l'inanition. Paris, 1843.
(2) Voy. Œuvres d'Hippocrate. Traduction Littré.

auparavant, l'alimentation sera plus abondante, afin que le malade puisse résister.

Ces sages préceptes sont-ils toujours suivis, à notre époque, et le médecin ne compte-t-il pas souvent plus sur une polypharmacie variée à l'excès — et peut être inutile — que sur le régime alimentaire ? N'est-il pas plus sage, plus rationnel que le règlement de l'alimentation occupe le premier rang et soit placé, comme dans la thérapeutique ancienne, avant l'administration des médicaments ? Pour ne citer qu'un fait, nous avons vu de nos yeux, dans les campagnes de la Normandie, des médecins, disciples obstinés de Botal et de Broussais, soumettre des typhoïques à la diète la plus sévère, dans la crainte de nourrir la fièvre.

Les aphorismes suivants ne sont pas moins remarquables :

Aph. XV. — En hiver, et au printemps, le ventre est naturellement le plus chaud et le sommeil le plus long; c'est donc dans ces saisons qu'il faut donner plus de nourriture, car la chaleur innée étant la plus abondante, plus de nourriture est nécessaire, témoin les jeunes gens et les athlètes.

Aph. XVII. — Il faut aussi considérer à qui il convient de donner de la nourriture une fois ou deux fois en plus grande quantité, en moindre quantité et par petites portions : on doit accorder quelque chose à l'habitude, à la saison, au pays, à l'âge.

Le génie d'Hippocrate avait entrevu ce que les expériences physiologiques modernes ont déterminé d'une manière précise, à savoir qu'il faut se nourrir davantage en hiver et moins en été. Pour lutter contre le froid extérieur, pour rétablir l'équilibre de chaleur, l'organisme humain a besoin de comburer davantage; il faut que nous absorbions des aliments hydrocarbonés (1). C'est un besoin physiologique pour l'Esquimau et le Samoyède de boire de l'huile de poisson, qui se transformera en chaleur dans leur corps (2).

Que pourrions-nous critiquer dans les aphorismes de la 2e section ?

Sect. 2. — Aph. VII. — Restaurer avec lenteur les corps

(1) Franklin prétend que le meilleur moyen d'élever la température du corps et de résister ainsi aux froids rigoureux des régions polaires, c'est de manger : « Après avoir mangé, mes compagnons et moi, nous n'avions plus froid. »

(2) D'après sir John Ross (voyage au pôle nord), la ration d'un Esquimau est de 9 kilog de chair et de graisse de baleine.

2

amaigris lentement, et rapidement les corps amaigris en peu de temps.

Aph. XI. — Il est plus facile de restaurer avec des boissons (nutritives) qu'avec des aliments (solides).

Aph. XVI. — Avec la faim, il ne faut pas se livrer au travail.

Aph. XXXVIII. — Il faut préférer une nourriture et une boisson un peu moins bonnes, mais plus agréables, à de meilleures, mais plus désagréables.

Comme on le voit l'alimentation tient encore une place considérable dans la section 2e des Aphorismes ; elle n'est plus envisagée au point de vue de l'hygiène thérapeutique, mais ce sont des remarques — nous serions tenté de dire physiologiques, — sur la faim, les aliments, les boissons. L'importance de la préparation, — de la façon culinaire, en quelque sorte, — nous semble marquée dans l'aphorisme XXXVIII, où Hippocrate exprime que les aliments agréables au goût, autrement dit, bien préparés, doivent être préférés à ceux désagréables, quoique plus nutritifs.

Bien que nous ayons résolu de ne pas traiter de l'alimentation dans les maladies aiguës, nous ne pouvons pas cependant résister au désir de citer un aphorisme remarquable de la 4e section ; le voici textuellement :

Aph. XIV. — Ceux chez qui, à la suite de fièvre, il survient des tumeurs ou des douleurs dans les articulations, prennent trop d'aliments.

La goutte est manifestement désignée dans cet aphorisme, la goutte qui a pour cause l'alimentation exclusivement azotée.

Nous trouvons encore, dans les aphorismes de la section 5 des observations fort judicieuses sur l'usage du lait dans les maladies et sur l'importance du jeûne pour certains tempéraments. Il faut, dit-il (Aph. LX, section 7), faire jeûner les personnes qui ont les chairs humides, car le jeûne dessèche le corps. — Nous prescririons aujourd'hui la diète sèche, celle instituée et mise en honneur par Cheyne.

Ce n'est que dans le traité du Régime que nous trouvons l'énumération des divers aliments en usage à l'époque d'Hippocrate et l'indication des propriétés nutritives de chacun d'eux.

« Le blé, dit-il, a plus de force et est plus nutritif que l'orge. » — La chimie a confirmé cette notion empirique et nous savons, aujourd'hui, que le blé est plus riche en gluten (matière azotée) que l'orge. (Blé dur, az. 3 ; orge, az. 1,90).

« Les fèves ont quelque chose de nourrissant, de resserrant et de flatueux » ; il en est de même, ajoute Hippocrate, pour les pois chiches, les haricots. — Nous savons que les graines sèches des légumineuses contiennent une proportion considérable d'azote.

« Le lentille échauffe et trouble... » — Son jugement sur la lentille ne s'est pas confirmé ; ce légume est un des plus riches, au point de vue nutritif, et la fameuse revalescière Dubarry est à base de farine de lentilles.

Vient ensuite l'appréciation des viandes.

« La viande de bœuf est forte, resserrante, de difficile digestion pour les estomacs... La viande de chèvre est plus légère et plus évacuante. La viande de porc donne au corps plus de force que les précédentes. » Ici Hippocrate se trompe. La chair de porc, animal domestique, à chair presque blanche, est moins nourrissante que la chair de bœuf et même que celle de la chèvre. Mais, le père de la médecine, ne tarde pas à apprécier *selon l'hygiène*, car nous lisons ce qui suit, et n'y trouvons rien à redire :

« L'agneau est plus léger que le mouton, et le chevreau que la chèvre... Le cochon de lait est plus lourd que le porc. » — Il est vrai que les raisons qu'il en donne sont peu satisfaisantes, car il prétend que ces chairs sont plus légères parce qu'elles contiennent moins de sang et sont plus humides.

Il poursuit : « Le sanglier dessèche, fortifie et évacue. Celle du cerf dessèche et évacue moins et fait davantage uriner. Celle de lièvre, sèche, resserre et procure quelque diurèse. Celle de renard est plus humide et fait uriner. Celle du hérisson de terre est diurétique, et elle humecte. » — Nous avons par ce passage, l'énumération des viandes de quadrupèdes qui, avec celle du chien, constituaient l'alimentation usuelle des Grecs au ve siècle.

Quant aux oiseaux, voici ce qu'il en pense :

« En général, ils sont plus secs que les quadrupèdes. Les animaux qui n'ont ni vessie, ni urine, ni salive (1), sont absolument secs... La viande la plus sèche paraît être celle du ramier,

(1) Il est curieux de trouver une connaissance aussi complète de l'anatomie des oiseaux à l'époque d'Hippocrate.

puis du pigeon, en troisième lieu de la perdrix, de la poule et de la tourterelle ; la plus humide est celle de l'oie. Ceux qui vivent de graines sont plus secs que les autres. Le canard et tous ceux qui vivent dans les marais et dans les eaux sont tous humides. » — Classification qui nous semble un peu fantaisiste ; en ce qui concerne les volatiles aquatiques, les raisons qu'invoque Hippocrate sont mauvaises. Le canard sauvage, par exemple, est plus nourrissant que la poule, à chair blanche, bien qu'elle se nourrisse de graines.

Hippocrate apprécie ensuite les poissons et les classe d'après leurs propriétés plus ou moins nutritives et digestives. Il s'occupe un peu plus loin des différences qui existent au point de vue nutritif, entre les viandes, suivant les animaux et les parties de l'animal. Son appréciation est très exacte et nous en donnerons une idée par la citation suivante :

« Des animaux domestiques, ceux qui paissent dans les bois et dans les champs sont plus secs que ceux qui sont nourris sous le toit... Les animaux sauvages sont plus secs (partant plus nutritifs) que les animaux domestiques... Dans chaque animal, les chairs les plus fortes sont celles qui travaillent le plus... » Quoi de plus juste ?

Dans la section 3, Hippocrate s'étend longuement sur une découverte qu'il dit avoir faite des signes qui indiquent que les aliments l'emportent sur les exercices, ou les exercices sur les aliments. Nous ne le suivrons pas dans la description de ces signes, car nous craindrions de dépasser les limites que nous nous sommes fixées ; mais nous ferons remarquer, en terminant, que le fait, a, en lui-même, une grande importance. Il est nécessaire, en effet, de savoir si l'homme fournit un travail excessif, non en rapport avec son alimentation, ou bien si l'alimentation n'est pas trop abondante pour le travail qu'il fournit. Balance de l'entrée et de la sortie : problème qui se pose encore de nos jours, et dont Hippocrate avait su apprécier toute l'importance.

C. — Galien (IIe siècle avant J.-C.) n'innova pas en matière d'alimentation ; il s'était, d'ailleurs, donné pour tâche de ramener la médecine dans la voie qu'Hippocrate lui avait ouverte, en la séparant de la philosophie, et dont elle avait dévié avec les méthodistes.

De même qu'il classa toutes les maladies dans ses trois catégories : *Strictum*, *laxum*, *mixtum*, il ramena les aliments à des divisions analogues. Pour Galien, le premier principe du traitement des maladies consiste à seconder la nature. Or, on seconde la nature en conservant les forces, et celles-ci nous viennent de l'alimentation. Il prend toujours Hippocrate pour guide dans la prescription du régime. Quant aux aliments à accorder aux malades, il en règle le choix d'après des propriétés hypothétiques qu'il leur attribue d'être chauds ou froids, secs ou humides.

Nous avons vu, dans Hippocrate, une classification analogue.

Les œuvres dans lesquelles Galien a traité, spécialement, la question qui nous occupe sont : *De sanitate tuendâ et De alimentorum facultatibus.* Nous n'analyserons pas ces ouvrages, nous étant déjà beaucoup étendu sur la doctrine d'Hippocrate en matière d'alimentation ; les idées de Galien sont, d'ailleurs à fort peu près, les mêmes que celles du père de la médecine. Nous ajouterons que Galien commenta les Aphorismes et confirma cette idée émise par Hippocrate : « qu'il faut à l'homme sain plus d'aliments en hiver qu'en été. »

D'après lui la connaissance des tempéraments est une condition sans laquelle on ne saurait régler d'une manière convenable les moyens de l'hygiène et notamment les particularités du régime.

Celse (1) (Ier siècle av. J.-C.) mérite de notre part une mention spéciale, s'étant beaucoup occupé de l'alimentation, dans son livre : *De Medicina.* Nous tirerons de nombreuses citations du traité de Celse, préférant cette manière de faire à celle qui consiste à analyser et qui, selon nous, expose souvent à traduire très mal la pensée de l'auteur.

Dans la préface du livre I (p. 14 et 15) (2). Celse s'exprime ainsi :

« Il y a encore bien des différences à observer dans la ma-

(1) M. le professeur Laboulbène fait vivre Celse sous Auguste. Voy. Celse et la médecine à Rome, in Union médicale, n^os^ du 26 février, 5, 12, 19 mars, 2 avril, 7 mai, etc., 1885.

(2) Voy. Traité de Médecine de Corn-Celse, traduction française de Ninnin. Paris, Adolphe Delahaye, 1855.

nière de régler le manger; je me contenterai d'en faire remarquer une. Un jeune homme, par exemple, supporte plus facilement la faim qu'un enfant. On la supporte aussi plus aisément lorsque l'air est pesant que lorsqu'il est léger; plus facilement en hiver qu'en été; plus aisément lorsqu'on est accoutumé à ne faire qu'un seul repas par jour, que lorsqu'on est dans l'habitude d'en faire deux, et lorsqu'on reste en repos que quand on se livre à l'exercice. » — Mélange de vérités et d'erreurs, que nous ne croyons pas nécessaire de démêler. Nous appellerons l'attention sur les nombreux emprunts faits à la doctrine hippocratique.

Après cette vue sur le régime alimentaire de l'enfance et de la jeunesse, Celse indique aux gens robustes le régime qu'ils doivent suivre :

« Tout homme d'un bon tempérament, qui se porte bien et qui est son maître, ne doit s'assujettir à aucun régime. Il n'a besoin ni de médecin, ni d'iatralepte (1). Il doit mener un genre de vie fort varié. Il faut qu'il soit tantôt à la campagne, tantôt à la ville, mais plus souvent à la campagne; qu'il navigue, qu'il chasse....... qu'il n'évite aucun aliment dont le peuple fait usage, qu'il se trouve quelquefois dans les festins, que d'autres fois il s'en retire; qu'il mange tantôt plus qu'il ne faut, et tantôt seulement autant qu'il faut; qu'il prenne des aliments plutôt deux fois par jour qu'une, et toujours en abondance, pourvu que l'estomac puisse en faire la digestion. Mais si cette méthode d'user des aliments et de l'exercice est nécessaire à suivre, il serait inutile de l'outrer à la manière des athlètes. » — Il est évident, d'après ce qui précède, que la doctrine hippocratique a subi quelques modifications dans son passage à Rome: Une sorte d'adaptation au milieu.

Aucun doute ne saurait exister sur la source à laquelle a puisé Celse.

Au Chapitre II (page 16) des précautions que doivent prendre les personnes délicates, il s'exprime ainsi:

« Les personnes délicates, dans la classe desquelles je mets la plus grande partie des habitants des villes, et presque tous les hommes de lettres, ont besoin de prendre plus de précau-

(1) Médecin qui traitait par les frictions, les fomentations et les applications d'onguents.

tions. » Suivent de longues prescriptions à leur usage, qui, pour la plupart, sont fort sages.

Celse revient sur l'alimentation au Chapitre III (p. 19) où il traite des précautions particulières aux différents tempéraments, aux sexes, aux âges et aux saisons de l'année.

« Il n'est point à propos non plus, dit-il, de prendre une trop grande quantité d'aliments, lorsqu'on a été longtemps sans manger; ni de passer de la réplétion à une privation de nourriture prolongée..... il faut en cela se disposer peu à peu aux changements. » — Rien de plus sage, mais Hippocrate l'avait dit avant Celse.

« Quant aux différents âges (p. 25), l'homme fait supporte facilement la faim; l'adolescent moins bien; l'enfant et le vieillard ne peuvent la supporter en aucune façon. On a besoin de prendre des aliments d'autant plus souvent qu'on supporte la faim avec moins de facilité; c'est surtout lorsque le corps grandit qu'il est nécessaire d'en prendre fréquemment. » — Ce passage semblerait écrit de nos jours.

Nous arrivons à la partie la plus importante pour nous, à celle où Celse traite des propriétés nutritives des aliments (p. 75).

.... « Il est d'une grande importance, dit-il, de bien connaître les propriétés des différents aliments, pour deux raisons : la première, afin que les personnes en santé sachent comment elles doivent en user; la seconde afin que les médecins puissent indiquer, dans le traitement des maladies, les espèces dont il est à propos de faire usage, sans être obligés de nommer chacune des substances alimentaires en particulier. » — Nous apprécions surtout la première raison, car c'est elle qui a motivé notre travail.

Mais poursuivons : « Il faut savoir, dit-il, qu'on doit ranger parmi les aliments les plus forts (j'appelle ainsi ceux qui contiennent beaucoup de matière nutritive) tous les légumes, les diverses sortes de pain qu'on fait avec les graines des céréales; de plus tous les animaux quadrupèdes domestiques; les grandes bêtes fauves, comme le chevreuil, le cerf, le sanglier, l'âne sauvage; les gros oiseaux, comme l'oie, le paon, la grue; les gros poissons de mer, comme la baleine et les autres cétacés; le miel, le fromage. D'où il suit naturellement que la pâtisserie qui est faite avec le froment, la graisse, le miel et le fromage, est extrêmement nourrissante. Je range dans la classe moyenne les plantes potagères, dont on ne mange que les racines, ou les bulbes ; certains quadrupèdes, comme le lièvre ; tous les oiseaux depuis les plus petits jusqu'au flamant inclusivement........ Je place dans la dernière classe toutes les tiges des herbes potagères et ce qu'elles produisent, comme la citrouille, le concombre, les câpres, toutes les espèces de fruits, les olives ; les limaçons et tous les poissons à coquilles. »

Voilà une classification qui pèche grossièrement au point de vue physiologique. Le miel, aliment hydro-carboné, est considéré comme très nourrissant et est placé dans la même classe que les chairs fortement azotées du chevreuil, du cerf et du sanglier. La pâtisserie qu'indique Celse ne doit ses qualités nutritives qu'au fromage qu'elle contient, et qui lui fournit l'azote de la caséine. La chair du lièvre est assimilée, au point de vue de ses propriétés nutritives, aux racines alimentaires tuberculeuses. En général, les qualités nutritives des animaux, d'après Celse, dépendent de leur grosseur,... Mais pourrait-on demander davantage à Celse ? Loin de nous cette pensée. Signalons encore qu'Hippocrate avait dit que la chair de l'oie est humide (par conséquent peu nourrissante) ; Celse la dit forte et très nourrissante, et c'est lui qui a raison.

Nous tenons à signaler une erreur (voy. p. 75 et suivantes). « La chair des animaux sauvages, dit Celse, est moins nourrissante que celle des animaux domestiques ; » — sur ce point il est en désaccord avec Hippocrate, et aussi avec nos connaissances modernes. De même ce qui suit : « La même viande nourrit plus lorsqu'elle est bouillie que lorsqu'elle est rôtie, que lorsqu'elle est frite. »

Nous n'avons pas le même reproche à adresser au passage suivant. « Il arrive ordinairement que plus un aliment est fort plus il est difficile à digérer, mais plus aussi il nourrit, quand on le digère. »

Celse traite aussi (p. 75, 76 et 77) de la nature et de la propriété de chaque espèce d'aliment, et il insiste longuement sur les aliments de bon et mauvais suc ; sur les aliments doux ou âcres ; sur les aliments bons ou mauvais à l'estomac. Nous ne le suivrons pas dans ces développements, ayant suffisamment marqué la valeur des préceptes alimentaires du Traité de médecine.

Il n'entre pas dans le cadre de ce travail de faire l'histoire de la débauche de table à laquelle se livraient les Romains sous les empereurs. Les noms d'Héliogabale, d'Elius Verus et de tant d'autres sont suffisamment connus. Nous dirons cependant que les Romains de l'époque de Celse différaient beaucoup de leurs ancêtres. On sait, en effet, d'où viennent les noms illustres de Fabius, de Pison, de Cicéron, de Lentulus (1).

D. — Les Arabes furent les imitateurs et les commentateurs d'Hippocrate et de Galien, de ce dernier surtout, qu'ils prirent pour un oracle et dont ils suivirent en tout point la doctrine. Leurs prescriptions alimentaires se sont ressenties de ce servilisme, et, à la rigueur, nous pourrions nous dispenser de faire des recherches dans leurs auteurs, puisque nous avons donné une analyse du régime alimentaire dans Hippocrate, Galien et Celse. Nous jetterons, cependant, un coup d'œil rapide sur les aphorismes qui ont trait à l'alimentation dans Damascène (2), un des illustres entre les Arabistes.

L'aphorisme XXIII de Damascène est ainsi conçu : « Force et nature guérissent les maladies, le médecin est ministre de tous les deux. »

Galien avait dit la même chose en d'autres termes, et recommandé de soutenir les forces au cours des maladies. Le même précepte se trouve dans Hippocrate.

APH. XXXI. — « Qu'on ne se fie à nul médicament pour partie du corps que ce soit, s'il n'approche de bien près à sa température ; et s'il donne nourriture, il en sera plus excellent. » Il est facile de retrouver dans cet aphorisme les idées de Galien sur les aliments chauds et froids, secs et humides.

APH. XLV. — Si ceux qui reviennent en convalescence désirent des viandes qui sont mauvaises et les demandent, il ne faut pas les leur refuser, mais rapidement leur adjoindre quelque chose qui les empêche de nuire. »

Hippocrate avait dit qu'il faut préférer des aliments un peu moins bons, mais plus agréables, à de meilleurs, mais plus désagréables ! ·

(Voy. Sect. 2, Apho. XXXVIII, in Hip.)

(1) Fabius (de faba, fève); Pison (de pisum, pois); Cicéron (de cicer, pois chiche); Lentulus (de lens, lentille).

(2) Traduction des aphorismes de Damascène par Y. Brèche. Rouen, 1571.

Aph. LXXIII. — Il est bon que ceux qui sont adonnés aux exercices immodérés se reposent un peu avant le repas, et ceux qui sont oisifs de s'exciter.

Nous signalons cet emprunt fait à Celse.

Nous attirons l'attention sur l'aphorisme CXIV ainsi conçu: « Si on peut médiciner par la seule manière du vivre, sans médecine, il n'y a rien de meilleur ni convenable.

L'aphorisme CLIX et dernier est la répétition du précédent, Damascène y revient sur la valeur de la thérapeutique alimentaire.

On le voit, rien d'original chez les Arabistes et tout y est reflet des Grecs et des Romains.

E. — Le système de médecine de Galien régna despotiquement sur tout le monde civilisé pendant environ trois siècles, et il ne fut ébranlé que par les attaques violentes de Th. Paracelse. — Nous n'aurons donc pas grand chose à dire sur le régime alimentaire jusqu'au quinzième siècle.

Nous ne citerons l'École de Salerne que pour rappeler le poème hygiénique (Regimen Sanitatis). — Dans ce poème reparaissent sans grandes variantes, les idées d'Hippocrate et de Galien sur l'alimentation.

Au xve et au xvie siècle, le réveil des esprits qui avait commencé à se manifester depuis le xiiie siècle s'affirme davantage. Une énergie incomparable, presque fébrile, s'empare des médecins; on voyage, on interroge, on brûle de savoir. — L'hygiène ne fait pas de bien grands progrès pour cela; on se borne toujours à commenter.

Mercuriali (1) publie un ouvrage dans lequel il expose toute la gymnastique des anciens, et rappelle l'attention sur ce moyen hygiénique tombé dans l'oubli.

Cornaro (2) (qui n'était pas médecin) vante la sobriété et s'astreint pendant de longues années à ne manger que douze onces de nourriture solide (pain, soupes, jaunes d'œuf, viande ou poisson) et à ne boire que 14 onces de liquides.

Ce régime ne l'empêcha pas d'atteindre l'âge de 99 ans.

Bien que les appréciations de Bartholomée Perdulcus, doc-

(1) Mercuriali, De re gymnastica. Venise, 1569.

(2) Cornaro, traduit en français à Paris, en 1701, sous ce titre : « Conseils pour vivre longtemps. »

teur en médecine de la Faculté de Paris, ne soient qu'une réédition des idées d'Aristote, d'Hippocrate, de Galien et de Celse, nous ne pouvons le passer sous silence, car ses vues sur les différents aliments et boissons, souvent fort judicieuses, rectifient parfois l'opinion de ses devanciers (1).

Sa classification des substances alimentaires est celle de Galien et de Celse, et, à l'exemple de ces auteurs, il les divise en aliments *de bon et de mauvais suc*, appuyant avec insistance sur leurs qualités et leur sapidité particulières. — Il ne néglige point non plus de faire la part de l'âge, du tempérament, de la saison et de l'habitude dans les prescriptions du régime alimentaire.

Sanctorius (2) seul se fraya une voie nouvelle, et, avec des moyens rudimentaires, montra ce que l'on peut attendre de l'expérimentation. A l'aide de la balance, il essaya de déterminer les rapports qui existent entre l'alimentation et la respiration cutanée.

Ses observations manquent d'exactitude, elles n'ont point la rigueur des expériences physiologiques de notre époque, mais elles prouvent surabondamment l'ingéniosité de son esprit.

Ses contemporains voulurent le ridiculiser en prétendant qu'il passa une partie de sa vie sur une balance, mais ses successeurs ont su lui rendre la justice qui lui est due, et l'opinion de Boerhaave a trouvé bien des partisans : « Nullus liber in re medicâ ad eam perfectionem scriptus est. »

Nous ne ferons que citer — afin de ne pas oublier les nôtres, — Guillaume Baillou, doyen de la Faculté de Paris, qui étudia l'influence de l'air, du régime, du milieu, etc... sur le développement et le génie des maladies.

Depuis Hippocrate jusqu'à Guillaume Baillou, aucun médecin ne s'était occupé de cette influence.

Le XVIIe et le XVIIIe siècles marquèrent un retour à l'étude de l'hygiène individuelle ; l'hygiène publique prit alors naissance.

Cheyne (3) préconisa, comme Cornaro, la sobriété, l'alimen-

(1) Voy. Liv. IV, Sect. II, Chap. XIII, XIV, XVIII, XIX, XX, XXI. De re medecinâ. Par Bartholomée Perdulcus D. M. P. 1639). — Nous avons trouvé ce livre dans la bibliothèque municipale de Montivilliers qui est un vrai trésor peu connu, croyons-nous, des bibliophiles.

(2) Sanctorius : De Medicinâ staticâ aphorismæ. Venise, 1614.

(3) Cheyne : Essai sur le régime, avec cinq discours médico-philosophiques. Londres, 1739.

tation végétale, l'exercice; Guillaume Buchan (1) publia un ouvrage sur la médecine populaire qui eut un grand retentissement. — Dans le tome Ier des cinq volumes que comporte cette œuvre, il consacre un chapitre de plus de soixante pages aux aliments et à leurs propriétés; il vante les avantages de la sobriété et recommande de ne manger de la viande qu'une seule fois par jour.

Beddoës (2) étudia l'influence des aliments, de l'air, de différents gaz sur l'économie. On s'occupa aussi, à cette époque, de vulgariser les notions hygiéniques; on fit beaucoup pour assainir les villes, les campagnes, les camps, les casernes, les hôpitaux, les prisons, les lazarets, etc... Le philanthrope anglais Howard parcourut toute l'Europe et une partie de l'Asie, consacrant sa fortune à adoucir le sort de ceux qui étaient enfermés dans les hôpitaux, les lazarets et les prisons.

La physiologie de l'alimentation a fait de nos jours un pas immense grâce aux beaux travaux de MM. Boussingault, de Gasparin, Bouchardat, Armand Gautier, etc... mais ces savants ne se sont occupés de l'alimentation rationnelle qu'au point de vue théorique; par contre, les étrangers, et en particulier MM. Voit, Meinert et Kœnig ont beaucoup écrit sur ce genre d'alimentation. Dans tous les pays d'Europe, surtout depuis le Congrès de Copenhague, la question de l'alimentation rationnelle et conforme aux données physiologiques semble avoir été mise à l'ordre du jour, et lorsque le professeur Panum appela l'attention de ses savants auditeurs sur l'insuffisance du régime dans les établissements publics et dans les classes populaires, nous avons vu que MM. Bouchard (de Paris) et Lépine (de Lyon) promirent de recueillir des documents, en ce qui concerne notre pays. M. le professeur Worm Muller de Christiania avait déjà publié une étude sur l'alimentation des soldats en Norwège (3).

(1) Guillaume Buchan. Médecine domestique ou Traité des moyens de prevenir et de traiter les maladies par le régime et des remèdes simples, 1772. — Traduit en français par Duplanel. Paris, 1775. — Cet ouvrage se trouve également à la bibliothèque de Montivilliers.

(2) Beddoës (Thomas), de Shiffnall, pays de Galles (1751-1808).

(3) Le professeur Worm Muller a eu l'obligeance de nous envoyer son travail, mais nous n'avons pu en rendre compte; nous voulions nous borner à l'hôpital du Havre et aux autres œuvres de bienfaisance dont nous parlons dans notre travail.

Le professeur Mischer Rusch de Bâle qui a bien voulu nous adresser un curieux et intéressant travail sur l'alimentation populaire en Suisse, a traité avec soin dans ce petit ouvrage de la quantité, de la qualité et du mode de préparation des substances alimentaires indispensables à l'homme qui travaille. Il a mis en relief tout le parti que les classes populaires peuvent tirer, pour leur bien-être, des denrées de leur pays et il a eu soin de noter exactement le prix de revient des menus qu'il propose aux classes pauvres en les invitant à fonder des fourneaux économiques.

Le professeur Luigi Pagliani de Turin a aussi répondu à notre appel en nous adressant une conférence qu'il fit il y a deux ans, à Turin, sur les cuisines économiques populaires.

Après l'historique et l'éloge de l'œuvre des « *Equitables Pionniers de Rochdale* » et de quelques autres sociétés coopératives, le professeur de Turin parle avec enthousiasme de la fondation des cuisines économiques populaires et donne les menus des cuisines de Modène, Leipsik, Glasgow, Grenoble et Bruxelles, et nous ne pouvons que louer la sagesse qui a présidé à leur composition tout à fait conforme aux données scientifiques. Mais, le Dr Pagliani fait remonter l'idée première de ces œuvres à la population ouvrière de Leipsik, et nous ne ferons pas à la mémoire de notre compatriote, la charitable Madame Robert, l'injure d'oublier que, il y a plus de quarante ans, elle conçut le projet mis à exécution et pratiqué pendant longtemps de fournir aux pauvres de Paris, pour quatre sous, un déjeuner composé d'une soupe aux choux, d'une tranche de bouilli, d'un morceau de pain et d'un verre de vin.

Signalons encore, chez nous cette fois, un progrès d'une portée immense qui vient d'être réalisé sous l'inspiration du Dr Laurent, président de la Société d'hygiène normande. Un cours de cuisine analogue à ceux qui existent depuis longtemps en Angleterre et aux Etats-Unis, a été inauguré à Rouen. La partie théorique, scientifique devrions-nous dire, est professée par le Dr Laurent, et la partie pratique est dirigée par un ancien chef de cuisine hors de pair.

Rendons hommage en terminant cet historique, aux sentiments généreux qui poussent les riches à rétablir, dans une certaine mesure, l'équilibre du bien-être en venant en aide aux pauvres, mais n'oublions pas que ces bienfaiteurs de l'humanité ont besoin de guides ; c'est aux médecins à indiquer dans quelle mesure et d'après quels principes la nourriture doit être fournie pour répondre aux vues des bienfaiteurs. C'est là le but que nous voulons atteindre ; heureux si le succès couronne nos faibles efforts.

CHAPITRE III

L'HOMME EST-IL FRUGIVORE OU OMNIVORE ? QUEL SERA L'ALIMENTATION DANS L'AVENIR ? — DE L'ALIMENTATION PHYSIOLOGIQUE. — DE L'ALIMENTATION INSUFFISANTE. — CRITIQUE DE L'ALIMENTATION DANS DIVERS ÉTABLISSEMENTS PUBLICS, EN PRENANT POUR BASE LES QUANTITÉS ALLOUÉES PAR LES RÈGLEMENTS ADMINISTRATIFS ACTUELLEMENT EN VIGUEUR.

A. — Les auteurs s'accordent sur ce point que l'homme n'eut pas toujours la nourriture dont nous usons aujourd'hui, nourriture variée, semi-animale, semi-végétale. L'addition du sel ne doit pas non plus dater des premiers âges de l'humanité, à preuve certaines peuplades qui n'en usent pas encore aujourd'hui, telles par exemple que les Sakalaves (1) de Madagascar. — Ecoutons Hippocrate :

« En remontant dans les siècles passés, je pense que le genre de vie et de nourriture dont, en santé, on use de nos jours, n'aurait pas été découvert, si l'homme pour son boire et son manger, avait pu se contenter de ce qui suffit au bœuf, au cheval, et à tous les êtres en dehors de l'humanité, à savoir des simples productions de la terre, des fruits, des herbes et du foin. Les animaux s'en nourrissent, s'en accroissent, vivent sans en être incommodés et sans avoir besoin d'aucune autre alimentation.

« Sans doute, dans les premiers temps, l'homme n'eut pas d'autre nourriture ; et celle dont on se sert de nos jours me

(1) L'injure la plus grossière à l'étranger, dans la bouche du Sakalave, est celle-ci : « Mangeur de sel ! »

semble une invention qui s'est élaborée dans le long cours des ans » (1).

Cuvier (2) s'exprime d'une façon analogue quoique plus scientifique.

« L'homme, dit-il, paraît fait pour se nourrir principalement de fruits, de racines et d'autres parties succulentes des végétaux; ses mains lui donnent la facilité de les cueillir; ses mâchoires courtes et de force médiocre, d'un côté, ses canines égales aux autres dents et ses molaires tuberculeuses de l'autre, ne lui permettaient guère ni de paitre de l'herbe, ni de dévorer la chair, s'il ne préparait ses aliments par la cuisson; mais, une fois qu'il a possédé le feu, et que ses autres arts l'ont aidé à saisir ou à tuer de loin les animaux, tous les êtres vivants ont pu servir à sa nourriture, ce qui lui a donné les moyens de multiplier infiniment son espèce.

« Les organes de la digestion sont conformes à ceux de la mastication : son estomac est simple; son canal intestinal de longueur médiocre, ses gros intestins bien marqués. »

Primitivement, l'homme a donc été frugivore, comme le sont les singes, ses cousins, d'après la théorie de l'évolution.

Un fait cependant semble en contradiction avec les vues que nous venons d'exposer. Étant admis comme vrai que l'homme a été frugivore dans le principe, nous devrions trouver telles les peuplades qui ne sont point nées encore à la civilisation. Il n'en est rien.

Une sorte de besoin instinctif, physiologique dirions-nous presque, force les habitants de certaines îles de l'Océanie, où la faune terrestre est nulle ou presque nulle, à être anthropophages. L'homme n'y trouvant pas d'animaux dont il puisse se nourrir — excepté les poissons, — fait de l'homme même sa nourriture.

Nous arrêterons ici ces considérations philosophiques sur l'alimentation de l'homme. Nous admettrons comme une vérité indiscutable que l'homme, de nos jours, tend à user d'une nourriture mélangée de substances animales et végétales.

Nous poserons encore cette question : Que sera l'alimentation de l'homme dans l'avenir? Une société qui fait parler d'elle bien

(1) Voy. Hippocrate : De l'Ancienne médecine. Trad. Littré. Vol. VI, pages 556 et 557.

(2) Cuvier, *in* Anatomie comparée.

souvent, les *végétariens*, rajeunissant les rêveries de Pythagore et les paradoxes de J. J. Rousseau, s'est chargée de nous l'apprendre. Nous estimons qu'elle devance de beaucoup l'heure marquée pour le changement de notre alimentation. Nous deviendrons végétariens, mais après un nombre de siècles qu'il serait téméraire de déterminer. La raison en est que la densité de la population humaine étant en raison inverse de celle des animaux domestiques, et, la première s'accroissant toujours, la seconde diminuera forcément jusqu'à disparaître (1).

A ce moment l'espèce humaine sera devenue végétivore ; c'est là un fait inéluctable. Mais, nous sommes encore loin de cette époque, et nous ne devons considérer pour l'heure que l'alimentation rationnelle de l'homme : c'est ce que nous allons faire dans la seconde partie de ce chapitre.

B. — L'organisme humain a été comparé à une machine qui, pour fournir un travail utile, a besoin de combustible.

Les aliments sont le combustible de la machine humaine. Cette donnée théorique, si simple en apparence, devient, dans l'application, un problème très difficile à résoudre, lorsqu'il s'agit de déterminer la qualité et la quantité du combustible nécessaire à la machine humaine.

Nous nous efforcerons de résumer simplement et succinctement les théories des physiologistes en renom, nous gardant de trancher des questions dans lesquelles notre compétence pourrait être mise en doute.

Le but que se propose l'homme, en prenant des aliments, c'est de reconstituer ses tissus, soumis sans cesse à un travail de destruction et de réparation, et de fournir à son organisme la chaleur nécessaire à l'entretien de la vie du protoplasma.

La quantité et la qualité de la nourriture que nous devons prendre varient suivant l'âge, le sexe, les saisons de l'année et le climat sous lequel nous habitons. L'alimentation, pour être physiologique, doit encore s'adapter aux trois périodes par lesquelles passe la vie humaine : période d'accroissement, dans laquelle l'usure est presque nulle ; période d'état dans laquelle

(1) Un fait qu'on ne niera pas c'est que la viande n'est abondante que dans l'Amérique du Sud et en Australie, où ces deux conditions se rencontrent : Peu de densité de la population humaine et grande étendue de pâturages.

la réparation égale l'usure (1) ; et, période de déchéance, dont la mort est le terme, dans laquelle l'usure l'emporte sur la réparation. Classification qui correspond aux trois états : Enfance et jeunesse, âge adulte, vieillesse. Il n'entre pas dans notre pensée d'étudier les trois genres d'alimentation correspondant aux trois périodes de la vie humaine, ce travail nous entraînerait trop loin, mais nous avons tenu à les signaler.

Nous avons exprimé plus haut que l'alimentation ordinaire de l'homme, à l'époque actuelle, est composée de viande et de végétaux. Ces substances doivent entrer dans l'alimentation suivant des proportions que les physiologistes se sont chargés de déterminer. Liebig, Boussingault, Payen, de Gasparin, Voit et Petenkoffer etc., ont fourni tour à tour des chiffres pour la fixation desquels ils ont employé des moyens variés. Il s'agissait, surtout, de fixer les quantités d'azote et de carbone nécessaires à l'entretien de l'organisme humain.

L'équivalent nutritif de l'aliment d'après Payen, est proportionnel à sa teneur en azote et en carbone. L'hydrogène, bien que produisant en brûlant quatre fois plus de chaleur que le carbone, ne figure pas dans les tableaux établis par ce chimiste et indiquant la valeur alimentaire de certaines substances (2).

M. de Gasparin distingue la ration d'entretien de la ration de travail. Les chiffres qu'il donne pour ces deux rations sont ainsi fixés :

	RATION D'ENTRETIEN	EXCÉDANT POUR LE TRAVAIL	RATION TOTALE
Azote	12.5	12.5	25
Carbone . . .	164.0	45.0	309

Payen a vérifié ces données théoriques, et voici comment il a procédé. Il a dosé les quantités d'azote et de carbone contenues dans les diverses sécrétions d'un homme soumis à un travail moyen, et il a trouvé :

Azote dans les urines	14.5
Azote dans les sécrétions, les excréments, la sueur, le mucus	5.5
Total pour l'azote	20.0

(1) Cet équilibre n'est jamais absolu, car le corps passe alternativement par des périodes d'accroissement ou de décroissement.

(2) On peut toujours subsistuer à l'hydrogène une quantité de carbone susceptible de produire, par la combustion, la même quantité de chaleur ; cette opération s'appelle : réduire l'hydrogène en carbone.

Carbone exalé par la respiration	250
Id. excrété par les reins	45
Id. perdu par les excréments et la peau	15
Total pour le carbone	310

On le voit, ces chiffres ne diffèrent pas sensiblement de ceux obtenus par M. de Gasparin.

M. Boussingault, par une méthode indirecte, est parvenu à doser la dépense chez l'animal. Nous rappellerons son procédé parce que c'est celui que nous avons employé nous-même, dans nos expériences du Chapitre IV. — Il a nourri un animal adulte avec une ration d'entretien, de manière à obtenir que son poids restât invariable. Il a pesé tous les ingesta et tous les excreta; la différence entre les deux poids devait indiquer ce que l'animal aurait perdu par les exhalations pulmonaire et cutanée. L'azote retrouvé dans les excreta, tant liquides que solides, indiquait la quantité de ce gaz nécessaire à l'entretien; expérience qui a donné, d'une manière aussi rigoureuse que simple, la balance de l'entrée et de la sortie.

L'alimentation de l'homme doit être mixte; une alimentation exclusivement azotée ou exclusivement non azotée mène infailliblement à l'inanition, comme l'ont prouvé expérimentalement les recherches de Magendie, Tiedemann et Gmellin et de Chossat. Tous les animaux soumis à ce régime n'ont pas tardé à succomber (1).

Comment combiner, d'après les données ci-dessus, une alimentation normale? Supposons que nous voulions nourrir exclusivement avec du pain. Cet aliment contenant environ 1 gr. 06 d'azote et 29 gr. de carbone pour 100 (Payen), il nous faudra faire ingérer 2 kil. de pain pour atteindre le chiffre d'azote indiqué par les physiologistes. Mais, si nous atteignons la mesure pour l'azote, nous dépassons celle qui est indiquée pour le carbone, car 2 kil. de pain contiennent 608 gr. de ce dernier élément, c'est-à-dire plus du double de ce qui est nécessaire. La différence de 300 à 608 constituera une perte qui pourrait se chiffrer par de l'argent.

Si, d'autre part, nous voulons nourrir avec de la viande seule,

(1) L'expérimentation sur l'homme a eu le même résultat. Le médecin anglais Stark ayant voulu expérimenter sur lui-même la qualité nutritive du sucre, ne mangea plus que de cette substance. Ce régime le réduisit à un tel état de faiblesse qu'il mourût.

celle-ci contenant 10 gr. de carbone et 3 gr. d'azote 0/0 (Payen), il nous faudra donner trois kil. de viande pour atteindre le chiffre normal de carbone. Comme il y a dans 6 kil. de viande 90 grammes d'azote, nous en aurons 62 gr. de trop, autre perte qui pourrait aussi être évaluée en argent. — Si nous prenions la pomme de terre comme nourriture exclusive, nous verrions qu'il en faut consommer 9 kil. pour obtenir le chiffre normal d'azote.

En ne considérant que le pain et la viande comme aliments, la ration doit être combinée de façon que l'azote et le carbone y entrent dans des proportions physiologiques.

M. le professeur Béclard (1) a donné la formule suivante d'une alimentation mixte :

	1.000 gr. de pain	renferment 300 gr. de carbone	et	10 gr. d'azote.
	300 gr. de viande	renferment 30 gr.	—	10 gr.	—
d'où	1.300 gr. de nourriture mixte	renferment 330 gr.	—	20 gr.	—

« A cette ration alimentaire, dit M. Husson (2), il faut ajouter un kil. de liquide nécessaire pour délayer la nourriture et pour fournir à l'économie l'eau qui lui est utile, en sorte que l'homme adulte et bien portant de nos climats consomme 2 kil. 500 à 3 kil. de nourriture solide et liquide en 24 heures, ce qui correspond à la moyenne de toutes les évacuations et exhalations. »

La formule de l'alimentation mixte donnée par M. Béclard, n'est pas toujours celle que nous appliquons dans la pratique journalière. Les aliments les plus variés entrent dans notre alimentation, suivant notre condition et notre état de fortune. Le défaut général est de ne pas tenir suffisamment compte des propriétés nutritives des aliments employés et c'est contre cette pratique que nous nous élèverons dans la troisième partie de ce chapitre (3).

Le pain peut ne pas entrer dans la composition de la ration journalière pour une proportion aussi considérable que celle indiquée dans la formule de M. Béclard, et, 500 gr. suffisent,

(1) Voy. Béclard. Physiologie.

(2) Husson. L'alimentation animale, page 46.

(3) La quantité d'éléments nécessaires pour compenser, chez un adulte, les pertes journalières, ont été ainsi évaluées :

Eau	2.818
Principes minéraux	32
Albuminoïdes	120
Graisse	90
Hydro-carbonés	330
	3.390

d'ordinaire, si l'on remplace les 500 autres grammes par des féculents, du sucre et des corps gras. — Les aliments hydrocarbonés peuvent, dans une certaine mesure, se substituer les uns aux autres.

Les meilleures proportions, pour les besoins ordinaires de notre organisme sont, à peu près : 9 de graisse, 22 de tissu musculaire et 69 d'amidon et de sucre.

En général, le rapport des aliments azotés aux aliments carbonés doit être comme 1 est à 5 1/2 ou 6.

Les matières minérales ou salines ne sont pas moins nécessaires à l'organisme que l'azote, le carbone, l'oxygène et l'hydrogène, car elles jouent un rôle considérable dans les phénomènes de la digestion, de l'absorption, de l'assimilation, de la désintégration et de la sécrétion. Elles servent surtout, d'après Lehman, au transport de la matière organique d'un lieu dans un autre en facilitant la dyalise.

L'albumine, la fibrine, la gélatine, etc., ne seraient pas, d'elles-mêmes, susceptibles d'être absorbées ou excrétées sans cette intervention. Parmi ces sels, les phosphates terreux et le chlorure de sodium jouent le rôle le plus important : les premiers en fournissant la substance principale de nos os, le second en rendant le sang alcalin et en servant par cela même aux phénomènes de diffusion qui se passent dans l'organisme.

Les expériences de Boussingault (1) sur les animaux, ont prouvé surabondamment l'importance du sel marin dans leur alimentation.

M. le D[r] Le Sayne, dans son essai sur le sel, affirme qu'il augmente la puissance des mâles et la fécondité des femelles, et qu'il double chez celles-ci l'aptitude à nourrir le fœtus (2).

Pour 1,000 parties d'aliments, les mêmes principes doivent entrer dans les proportions suivantes :

Eau	831
Principes minéraux	10
Albuminoïdes	35
Graisse	27
Hydro-carbonés	97
	1.000

(1) Expérience sur l'emploi du sel de marin dans l'alimentation des animaux, par M. Boussingault. Compte-rendu du journal *La Science*.

(2) M. Selmi, dont les travaux sur les ptomaïnes animales sont bien connus, prétend que le chlorure de sodium a un puissant pouvoir saccharifiant et qu'il contribue à la digestion des substances amylacées.

Nous ne ferons que mentionner l'importance du fer, si nécessaire au sang.

Les substances salines dont nous venons de parler sont contenues dans l'eau que nous buvons et dans les aliments quelconques (végétaux ou animaux) dont nous nous nourrissons; nous n'avons pas besoin de les ajouter artificiellement à notre nourriture. Une seule exception est faite pour le sel de cuisine.

Nous ne croyons pas inutile d'envisager maintenant chaque classe d'aliments, aux points de vue nutritif et digestif.

ALIMENTS PROVENANT DU RÈGNE ANIMAL

Le lait doit être cité en première ligne parmi les aliments qui proviennent du règne animal. Le lait est le type de l'aliment complet; il contient en proportions suffisantes l'azote et le carbone qui nous sont nécessaires. Il suffit à l'enfant et il peut constituer (à la condition d'en ingérer une assez grande quantité, 3 à 4 litres par jour) la nourriture exclusive de l'homme. Dans les classes ouvrières de l'Angleterre, on en fait un grand usage; nous-mêmes ne dédaignons pas cette nourriture soit pure, soit mélangée à d'autres aliments. Comme nous ne faisons ici qu'une sorte d'énumération des aliments et de leurs qualités, nous ne nous étendrons pas davantage sur le lait; nous ferons remarquer seulement les variations qui existent dans sa qualité suivant la race de la vache, les aliments dont elle se nourrit et même le moment où on la trait.

Le rapport de la matière azotée à la matière carbonée est dans le lait comme 1 est à 2,2.

Le beurre est la matière graisseuse spéciale contenue dans le lait. La proportion du beurre dans le bon lait est de 3,9 0/0. Le beurre est d'une digestion plus facile que les matières grasses tirées des végétaux. En thèse générale, la valeur nutritive de la graisse est 2 fois et 1/2 celle de l'amidon et du sucre.

Le fromage est le lait coagulé par un acide ou par la présure; il occupe un rang élevé dans la classe des aliments nutritifs, et, le pain associé au beurre et au fromage, comme on le fait dans les campagnes, peut constituer une nourriture suffisante (1).

(1) Si Cornaro a atteint un âge avancé, en ne prenant que quelques onces de nourriture chaque jour, si les trappistes n'abrègent pas leur vie par un régime

Les viandes doivent leur valeur nutritive aux matières albuminoïdes et salines qu'elles contiennent, aux premières surtout. Le carbone, nous l'avons vu, n'y figure pas en quantité aussi notable que dans les aliments dits hydro-carbonés (azote 3 0/0 — carbone 10 0/0, pour le bœuf). L'azote est la caractéristique des matières albuminoïdes.

La viande a un prix élevé par rapport à celui des aliments hydro-carbonés. Cette différence en faveur de la viande résulte de sa rareté même et de sa richesse en azote. Aussi pourrions-nous dire : « l'azote est cher ».

Ce gaz si répandu dans l'atmosphère (79 0/0) est très difficile à retenir dans les tissus animaux et végétaux, et celui-là serait un grand bienfaiteur de l'humanité qui nous apprendrait à le fixer d'une manière économique. Parmi les plantes qui fixent le mieux l'azote sont les légumineuses (1) dont les graines sont les plus riches en légumine ou albumine végétale. Les animaux herbivores, en se nourrissant de plantes empruntent à ces dernières le gaz azote qui doit contribuer à former leurs tissus, auxquels nous demandons nous-mêmes l'azote qui nous est nécessaire.

Nous ne pouvons nous dispenser de dire un mot du bouillon, dont la valeur nutritive a été tour à tour vantée et contestée. Nous croyons avec les bons auteurs, que c'est un stimulant, stimulant puissant, si l'on veut, mais non un aliment. Il résulte en effet, d'expériences multiples, qu'un kil. de viande ne perd, par la cuisson dans l'eau, que 10 gr. de sa substance, composés surtout de sels ; l'albumine est généralement enlevée avec les écumes.

L'action principale du bouillon est d'exciter la sécrétion des glandules à pepsine et de constituer ainsi, suivant l'expression originale de M. le Pr Proust « *la préface d'un repas sérieux* ».

La question de la gélatine s'est emparée de l'opinion à une époque où la philanthropie était à l'ordre du jour. Denis Papin avait inventé son *digesteur*, et il avait proposé au roi d'Angleterre Charles II, de préparer une gelée au bouillon d'os pour

frugal, il ne faut pas voir là un argument contre notre thèse. Le régime frugal n'est pas forcément un régime d'inanition, car le lait, le beurre et le fromage, le poisson, les fruits secs peuvent constituer, par un assemblage rationnel, une alimentation complète.

(1) « Les légumineuses sont très riches en albuminoïdes, et, il n'y a, parmi les substances du règne animal, que le fromage qui l'emporte sur elles sous ce rapport. » BEAUNIS. — *Physiologie.*

les indigents. — Cette idée généreuse fut reprise en France par l'abbé Changeux, à la fin du XVIIIe siècle et, en 1813, par D'Arcet. La valeur de la gélatine a été jugée dans le rapport que fit P. Bérard, en 1850, au nom d'une commission, à l'Académie de médecine. D'après Gorup-Besanez (1) la gélatine et les matières collagènes ont pour effet principal de se transformer aux lieu et place de l'albumine de la circulation et de celle de nos tissus, pour former de l'urée. Leur rôle se ramène donc à empêcher l'usure de l'albumine de nos organes. Ils sont incapables de former l'albumine et ne peuvent servir à l'alimentation, à moins d'être associés à des matières albuminoïdes; ce sont, à proprement parler, de vrais aliments d'épargne.

Nous ne ferons que mentionner la haute valeur nutritive des œufs et du poisson; nous indiquons d'ailleurs la valeur nutritive des différents aliments de source animale dans le tableau suivant emprunté, en grande partie, à Payen (2).

ALIMENTS D'ORIGINE ANIMALE

DÉSIGNATION	AZOTE	CARBONE
Viande de bœuf sans os	3.00	11.00
Bœuf rôti	3.528	17.76
Cœur de bœuf	2.83	16.16
Foie de veau	3.093	15.68
Rognons de mouton	2.655	12.15
Veau (poitrine)	2.87	13.32
id. (gigot)	2.90	7.67
Porc (côtelettes)	2.05	35.34
id. (épaule)	1.92	38.76
id. (foie)	2.86	6.90
Raie	3.85	12.25
Morue salée	5.02	16.00
Anguille de mer (congre)	3.95	12.65
Harengs frais	1.83	21.00
id. salés	3.11	23.00
Sardines à l'huile	6.00	29.00
Maquereau	3.74	19.26
Merlan	2.41	9.00
Sole	1.91	12.25
Limande	2.89	11.50
Carpe	3.49 (3)	12.10
Anguille	2.00	30.05

(1) Traité d'analyse zoochimique. (Traduction L. Gautier) 1875.

(2) Voy. Payen. Précis théorique et pratique des substances alimentaires.

(3) M. A. Gauthier dit que plusieurs des nombres de Payen sont entachés d'erreurs, et il corrige ainsi :

Chair de carpe	2.4 *azote*	au lieu de	3.49
Œufs	2.6 »	»	1.90
Riz	1 »	»	1.80

DÉSIGNATION	AZOTE	CARBONE
Huitres fraîches.	2.13	7.18
Moules.	1.80	9.00
Homard.	2.93	10.96
Escargots cuits	2.50	9.28
Œufs de poule (1).	1.90	13.50
Lait de vache.	0.66	8.00
Fromage de Brie.	2.93	35.00
id. de Gruyère.	5.00	38.00
id. de Hollande..	4.80	43.54
Beurre ordinaire.	0.64	83.00
Lard.	1.18	71.14

ALIMENTS PROVENANT DU RÈGNE VÉGÉTAL

Les substances végétales qui entrent dans l'alimentation de l'homme ne contiennent pas beaucoup d'azote; leur dominante c'est le carbone, soit sous forme d'amidon ou de fécule, soit sous forme de graisse ou d'huile et de sucre. Le tableau suivant indique, d'après Payen, leur valeur nutritive en azote et en carbone.

DÉSIGNATION	AZOTE	CARBONE
Fèves.	4.50	42.00
Haricots.	3.92	43.00
Lentilles	3.87	43.00
Pois secs ordinaires	3.66	44.00
Blé dur du Midi.	3.00	41.00
Blé tendre.	1.81	39.00
Farine blanche de Paris	1.64	38.50
Farine de seigle..	1.75	41.00
Orge d'hiver	1.90	40.00
Maïs	1.70	44.00
Sarrazin.	2.20	42.50
Riz.	1.80	41.00
Pain de munition	1.20	30.00
Pain de farine de blé dur	2.20	31.00
Pain de munition ancien.	1.07	28.00
Pain blanc de Paris	1.08	29.50
Pommes de terre	0.33	11.00
Carottes.	0.31	5.50
Châtaignes ordinaires	0.64	35.00
Café (quantités dans infusion de 100 gr.).	1.10	9.00
Thé (quantités dans infusion de 20 gr.) .	0.20	2.10
Chocolat (pour 100 gr.).	1.52	58.00
Figues sèches	0.92	34.00
Pruneaux..	0.73	28.00
Bière forte.	0.08	4.50
Vin.	0.015	4.00
Eau-de-vie commune.	—	27.00
Huile d'olives.	traces	98.00

(1) La coquille d'un œuf de poule pèse de 7 à 8 gr.

Les légumes herbacés tels que le chou-fleur, la laitue, les asperges, les artichauts, les épinards, l'oseille, etc... ont une composition très variable; en général, plus la plante est âgée, plus elle est riche en éléments nutritifs, mais aussi, moins elle est digestible. Ce qui caractérise ces aliments, c'est leur forte proportion d'eau et leur petite quantité de matières albuminoïdes et d'éléments hydro-carbonés.

Ce que nous venons de dire des légumes herbacés peut s'appliquer aux fruits. Ils contiennent très peu d'albuminoïdes, beaucoup d'eau, du sucre, des acides organiques et du mucilage. Le tableau suivant donne une idée de leur composition 0/0.

INDICATION	ALBUMINOÏDE	PECTINE DEXTRINE GRAISSE, ETC.	SUCRE	EAU
Poires.	0.20	3.23	8.78	83.20
Pommes.	0.39	5.51	7.96	82.13
Prunes	0.37	6.20	6.44	80.58
Cerises	0.81	1.98	11.72	77.70
Groseilles à maquereau.	0.47	1.11	6.93	85.36
Fraises	0.51	0.10	5.09	87.45

Les aliments d'épargne ou antidéperditeurs sont des substances qui, dans l'état actuel de nos connaissances à leur égard, paraissent ralentir la désassimilation et stimuler le système nerveux et la circulation. Parmi ces substances on peut ranger le thé et le café, la coca, le cacao et l'alcool.

En parlant du café, Payen dit « qu'il ne nourrit pas mais empêche de se dénourrir ».

Nous avons dit quelle importance il y avait à associer différentes espèces d'aliments, afin d'obtenir les justes proportions de la nourriture en azote et graisse, sucre ou amidon. La connaissance des propriétés nutritives des aliments nous est une indication pour ces combinaisons; mais il est remarquable à quel point notre instinct nous a guidés, souvent très sûrement, dans cette voie. Dans la pratique culinaire nous associons un grand nombre d'aliments qui manquent d'un des éléments normaux avec un autre aliment qui contient cet élément en excès; c'est ainsi que nous associons le lard et le veau; que nous faisons frire les poissons; que nous ajoutons de l'huile et du jaune d'œuf à la salade; que nous associons la pomme de terre à la morue ou au mouton, le beurre au pain, les haricots au mouton, etc...

Instinctivement nous établissons une sorte d'équilibre nutritif dans la composition de nos mets. — Il ne faudrait pas cependant se fier entièrement à notre instinct pour régler l'assemblage des aliments, et nous pensons que nous avons encore beaucoup à apprendre en matière de combinaisons culinaires.

Les condiments, tout accessoires qu'ils sont, tiennent leur place dans l'alimentation. Ce sont eux qui réveillent notre appétit, et, ce dernier a souvent grand besoin d'être excité, dans les classes qui ne peuvent se livrer à des exercices physiques. — Brillat-Savarin visait les condiments et la préparation culinaire, lorsqu'il prétendait que la digestion commence dans la cuisine.

La digestibilité des aliments varie avec leur nature; elle dépend quelquefois de la préparation culinaire qu'ils ont subie.

Parkes prétendait, avec raison, que la préparation de nos aliments devait échapper au domaine de la gastronomie pour tomber dans celui de la physiologie et de l'hygiène. — Les expériences que de Beaumont a pratiquées sur son Canadien, et celles de Blondlot sur des animaux sont trop connues pour que nous les rappelions ici; nous nous contenterons d'indiquer, d'après ces expérimentateurs, l'ordre dans lequel quelques aliments doivent être classés d'après leur disgestibilité : 1° le riz. — 2° les tripes, — 3° les œufs cuits, — 4° le sagou, — 5° le tapioca, — 6° l'orge, — 7° le lait bouilli, — 8° les œufs crus, — 9° la viande d'agneau, — 10° les pommes de terre, — 11° le poulet fricassé.

Nous terminerons ces considérations physiologiques sur l'alimentation par quelques mots sur l'influence du régime.

« Dis-moi ce que tu manges et je te dirai ce que tu es. » Ainsi parle la Sagesse des nations. « En effet, l'individu, comme les peuples, subit l'influence de son régime alimentaire et d'après Brillat-Savarin : « La destinée des nations dépend de la manière dont elles se nourrissent. » Pensée profonde qu'on est étonné de trouver chez un gastronome, mais dont nous avons cru devoir tirer profit à l'appui de notre thèse (1).

La citation suivante complètera notre pensée : « Voyez

(1) « Les ours de l'Inde et de l'Amérique, dit Playfair, qui se nourrissent de glands sont très doux, tandis que ceux des régions polaires qui mangent de la chair, sont sauvages et ne peuvent être apprivoisés. »

LETHEBY (*loco citato*).

l'Irlande, dit Geoffroy-Saint-Hilaire, l'Irlande?... L'Angleterre règnerait-elle paisiblement sur ce peuple en détresse, si la pomme de terre presque seule n'aidait celle-ci à prolonger sa lamentable agonie? Et au delà des mers, 40 millions d'Indous obéiraient-ils à quelques milliers d'Anglais s'ils se nourrissaient comme eux? — Les Brames, comme autrefois Pythagore, avaient voulu adoucir les mœurs, ils y ont réussi, mais en énervant les hommes. »

Voilà pour les peuples.

Quant à l'individu, son alimentation pèche par excès, ou par manque. Quant elle pèche par excès, il se produit cette infirmité qu'on nomme l'adipose, si la nourriture est assimilée; c'est un emmagasinement de matières grasses qui se fait dans nos tissus. — L'excès, non absorbé, passe en pure perte dans les fèces (1).

Tout un cortège de maladies, dont la dyspepsie et la gastrite chronique sont les moins graves, accompagne l'alimentation trop abondante, et, c'est avec un grand sens que James Eyre a dit : « Les gros mangeurs se creusent une tombe avec leurs dents. » N'oublions pas non plus cette boutade de Sénèque : « L'homme ne meurt pas, il se tue! »

L'alimentation insuffisante détermine aussi un grand nombre de maladies; mais, dans certains cas, elle n'est qu'une cause indirecte, si l'on n'envisage que les maladies diathésiques, auxquelles elle prédispose. Chossat a bien décrit les effets de l'inanitiation; plus récemment, Magendie, Boussingault, Bischoff, Voit et Pettenkoffer, Cl. Bernard ont fait de l'inanitiation expérimentale un sujet d'études. M. Bouchardat, dans sa thèse pour le professorat, a traité de l'alimentation insuffisante chez l'homme.

Il n'entre pas dans le cadre de ce travail de traiter de l'alimentation dans les maladies ou comme cause de maladies; aussi ne ferons nous que mentionner le typhus, le scorbut, le relapsing fever (ou fièvre de famine), la pellagre, l'ergotisme, maladies causées par défaut dans la qualité ou la quantité des aliments.

(1) Dans les pays où, comme en Italie, les déjections humaines servent à fertiliser les champs, les agriculteurs savent faire une distinction entre la matière fécale recueillie dans les maisons riches et celle recueillie dans les maisons pauvres.

C. — Avec les données que nous avons maintenant en mains, nous pouvons tenter une critique plus sûre de l'alimentation dans divers établissements publics. Nous prendrons pour sujet de nos recherches le régime alimentaire de l'Hôpital du Havre, du Dispensaire du Dr Gibert, des Fourneaux économiques et de la Ligue protectrice des enfants abandonnés et orphelins.

Nous aurions voulu étendre notre cadre, mais les renseignements nous ont manqué (1); et il faut aussi nous borner.

HOPITAL DU HAVRE

L'administration de l'hôpital du Havre s'est empressée de nous fournir tous les renseignements que nous lui avons demandés, — et nous l'en remercions bien sincèrement.

Nous ne lui avons pas caché que nous voulions faire passer au contrôle de l'hygiène les tarifs alimentaires désignés au règlement : elle n'a pas eu peur de nos recherches; elle tient, nous n'en doutons pas un seul instant, à être éclairée, et, si nos recherches viennent accuser le règlement, nous avons la conviction que loin de nous en vouloir elle nous saura gré de lui avoir indiqué les réformes qu'elle peut accomplir. La ville du Havre qui s'efforce de marcher la première dans la voie du progrès, ne saurait oublier les déshérités qui fréquentent ses hôpitaux.

Pour appuyer nos critiques sur des bases solides, il nous faut citer le règlement.

L'article 3 du Chapitre XIII (régime alimentaire) est ainsi libellé :

« Les malades sont soumis à l'un des degrés d'alimentation suivants :

1° Diète absolue;

2° Diète simple ou au bouillon;

3° Diète aux potages ou aux soupes;

4° Aux aliments solides subdivisés en trois degrés :

(1) C'est ainsi que nous n'avons pu obtenir aucun renseignement sur le régime alimentaire du Dispensaire des maladies vénériennes (femmes), où il n'existe aucun règlement. Nous osons espérer que cette lacune sera bientôt comblée.

— Quart.
— 1/2 ration.
— 3/4 de ration.

. . . .

Art. 124. — Le régime de la population malade est composé comme suit :

Malades au bouillon : 4 bouillons 0 lit. 25, par jour.

Malades à la soupe ou au potage : 2 soupes ou potages de 0 lit. 25 de liquide chacun et à 2 bouillons par jour.

Malades au quart : 1 potage, pain, viande et vin par repas.

Malades à la demie : 1 soupe, pain, viande, légumes et vin par repas.

Malades aux trois quarts : 1 soupe, pain, viande, légumes et bière par repas.

Le lait sera donné sur prescriptions spéciales par rations de 25 centilitres.

Art. 126. — Les malades aux aliments solides reçoivent à dix heures du matin et à cinq heures du soir les quantités ci-après :

NATURE DES ALIMENTS	POIDS NOMBRE MESURE	HOMMES			FEMMES ET ENFANTS		
		1/4	1/2	3/4	1/4	1/2	3/4
Pain (soupe comprise)	Gram.	100	200	300	90	180	200
Viande rôtie (après préparation)	Id.	60	70	—	40	—	—
Id. bouillie (id.)	Id.	—	80	100	—	60	80
Poisson frais	Id.	80	—	—	60	—	—
Légumes frais	Id.	100	—	—	80	—	—
Id. secs	Centil.	—	25	30	—	15	20
Pommes de terre	Id.	—	25	30	—	15	20
Œufs frais	Nombre.	1	—	—	1	—	—
Œufs au lait	Centil.	10	—	—	10	—	—
Riz au lait	Id.	15	20	30	10	15	25
Fruits cuits	Gram.	100	—	—	60	—	—
Confitures	Id.	30	—	—	20	—	—
Potages gras ou au lait	Centil.	25	—	—	25	—	—
Soupes	Id.	25	25	25	25	25	25

Jetons un coup d'œil rapide sur le tableau indiqué à l'article 126. — Sans vouloir le discuter avec parti pris, nous ferons remarquer que, physiologiquement, le régime de la femme doit être, à poids égal du corps, inférieur de seulement 1/10e (1) à celui de l'homme; or, le tableau indique la proportion : « 60 : 40

(1) Letheby. Les Aliments, page 121.

ou 3 : 2 ». — Le régime de la femme et celui de l'enfant sont réunis, et c'est là un tort; on ne saurait assimiler ces deux organismes. A 10 ans, et c'est l'âge moyen des enfants de l'Orphelinat, il faut à un enfant la moitié environ de la nourriture d'une femme ; à 14 ans, il mangera autant qu'une femme.

En réalité, la proportion de nourriture nécessaire à l'enfant est bien plus grande relativement au poids du corps que celle qu'il faut à un adulte, parce qu'il a à former ses organismes et à développer son corps.

D'autre part, aucune distinction n'est faite, quant à la quantité des aliments, entre les orphelins garçons et filles.

Le Dr Edward Smith a indiqué les proportions suivantes de carbone et d'azote suivant différents âges, par jour et par livre du poids du corps.

	(1) CARBONE			GR.	AZOTE		GR.
Dans l'enfance.	69	grains	=	4.62	6.78	=	0.45
A l'âge de 10 ans . . .	48	id.	=	3.216	2.81	=	0.19
A l'âge de 16 ans . . .	30	id.	=	2.08	2.16	=	0.14
Dans l'âge adulte . . .	23	id.	=	1.54	1.04	=	0.69
Dans l'âge moyen . . .	25	id.	=	1.675	1.13	=	0.075

En nous pénétrant de ce tableau, nous voyons que, pour son poids, l'enfant a besoin de trois fois autant de nourriture carbonée et de six fois autant de nourriture azotée que l'adulte.

Les pommes de terre sont assimilées aux légumes secs, et leur valeur nutritive est bien différente, puisque la pomme de terre contient 11 gr. de carbone 0/0 et 0 gr. 33 d'azote, et que les légumes secs (les pois par exemple) contiennent 43 gr. 0/0 de carbone et 3 gr. 87 0/0 d'azote,

Autre reproche : il est dit, en note, à l'article 124, qu'au repas du soir, pour les hommes, la viande et les légumes sont remplacés par du ragoût qui ne comprend que moitié de la ration de viande; pour les femmes, elles reçoivent seulement des légumes ou un autre mets de remplacement. Est-il admissible qu'un poids de pommes de terre soit l'équivalent nutritif d'un poids égal de viande?

Mais, ce sont là des observations de détail, qui, dans notre pensée, doivent seulement faire remarquer le peu de part qu'a eue l'hygiène dans la combinaison du régime de l'hôpital. Ce

(1) Le grain anglais représente 0 gr. 067.

règlement doit dater de longtemps déjà, et c'est ainsi que nous pouvons expliquer les vices qui le caractérisent.

Nous allons évaluer maintenant, et, c'est sur ce point que nous voulons attirer l'attention, les proportions d'azote et de carbone fournies aux malades au 1/4 et à ceux à la 1/2 et aux 3/4. Nous prendrons au hasard, en consultant les livres des menus, l'alimentation d'un malade pendant un jour d'été et pendant un jour d'hiver.

Lundi 20 avril 1885

RATION JOURNALIÈRE D'UN MALADE AU 1/4

DÉSIGNATION DES ALIMENTS	QUANTITÉ	AZOTE (1)	CARBONE (2)	OBSERVATIONS
Pain	200 gr.	3.40	56 gr.	(1) L'évaluation en azote et en carbone est comptée largement. (2) Nous n'avons pas évalué le carbone contenu dans la graisse d'assaisonnement.
Viande fraîche (Matin, Mouton rôti. / Soir, Ragout de foie et cœur de bœuf)	60 gr. / 60 gr.	3.397	21.37	
Bouillon, centil.	50			
Vin, id.	20			
Beurre ou graisse d'assaisonn.	»			
Sel	»			
Condiments	»			
Tisane	1 litre.			
Total environ	1.945 gr	6.437	77.31	

Mercredi 5 novembre 1884

RATION JOURNALIÈRE D'UN MALADE AU 1/4 EN HIVER

DÉSIGNATION DES ALIMENTS	QUANTITÉ	AZOTE	CARBONE	OBSERVATIONS
Pain	200 gr.	3.40	56 gr.	(1) Le bouillon n'est pas un aliment mais un stimulant. Il contient peu de matières organiques et beaucoup de sels.
Viande fraîche (Matin, Faux-filet. / Soir, Emincé de rôti de bœuf)	60 gr. / 60 gr.	4.23	20.31	
Bouillon (1), centil.	50			
Vin id.	20			
Sel	»			
Condiments	»			
Tisane	1 litre.			
Total	1.945 gr.	7.63	76.31	

En faisant le même calcul pour les malades à la 1/2 et pour ceux aux 3/4, nous trouvons pour les mêmes dates que ci-dessus :

Malades à la 1/2 : Azote = 9.08 — Carbone = 129.60.
Maladies aux 3/4 : id = 15.42 — id. = 201.

Dans ce calcul, nous avons attribué à la viande bouillie la même valeur nutritive qu'à la viande fraîche désossée. Nous sommes loin de la vérité, et nos chiffres sont trop forts. — La viande bouillie, d'autre part, est peu digestible; sa saveur a beaucoup diminué et elle a perdu tous ses sels solubles et une grande partie de son albumine qui ont passé dans le bouillon.

Si l'on considère que bien peu de malades sont aux 3/4, que la plupart recherchent le 1/4 pour avoir un peu de bœuf rôti ou à la sauce, on sera convaincu de l'insuffisance de l'alimentation des malades de l'hôpital du Havre, et l'on admettra avec nous qu'une réforme est nécessaire.

Pour faire ressortir l'insuffisance des chiffres d'azote et de carbone attribués aux malades par le règlement de l'hôpital, nous reproduirons un tableau indiquant la ration d'entretien, c'est-à-dire la ration nécessaire à l'homme qui ne travaille pas et qui lui est indispensable pour éviter une prompte déchéance organique.

Nous empruntons ce tableau au Dr Lyon-Playfair, bien connu par ses recherches sur l'alimentation.

(1) RÉGIME QUOTIDIEN	VIANDE	GRAISSE	AMIDON ET SUCRE		MATIÈRES AZOTÉES		MATIÈRES CARBONÉES CALCULÉES COMME AMIDON
	gr.	gr.	gr.		gr.		gr.
Pour la subsistance seule .	56.07	14.02	340.2	=	56.7	+	368.5
Id. le repos	70.9	28.06	340.2	=	99.2	+	408.2
Id. l'exercice modéré . .	119.1	51.10	530.1	=	119.1	+	526.7
Id. le travail actif	144.9	70.9	567.0	=	143.9	+	747.1
Id. le travail dur	184.3	70.9	567.0	=	184.3	+	737.1

Ces chiffres ne diffèrent pas sensiblement de ceux fixés par Pettenkoffer et Voit, qui disent qu'un adulte a besoin, lorsqu'il travaille, de 148 gr. de matière azotée (23.69 d'azote) et de 626 gr. de matière carbonée (calculés comme amidon.)

Letheby (2) donne la moyenne suivante pour les quantités de matière azotée et carbonée nécessaires dans l'état de désœuvrement et dans celui de travail ordinaire :

(1) Letheby. Les Aliments.
(2) Les Aliments, *loc. cit.*

RÉGIME QUOTIDIEN POUR	MAT. AZOTÉE	MAT. CARB.		CARBONE	AZOTE
	gr.	gr.		gr.	gr.
Désœuvrement . . .	74.7	477.1	=	249.7	12.1
Travail ordinaire . .	192.3	694.0	=	373.0	20.7

Voyons si ces chiffres concordent avec ce que nous apprend l'analyse des excreta :

D'après le Dr Smith, la quantité d'acide carbonique exhalée par nos poumons, en 24 heures, et quand le corps est en repos, est de 222 gr. 5 et de 258 gr. 3 avec un exercice modéré. Pour un homme sain, d'un poids moyen de 68 kil. cette quantité est de 243 gr. qui, ajoutée à celle qui s'en va par la peau et les intestins, ne fait pas moins de 272 gr. 2.

Pendant un travail léger, cette quantité s'élève à 298 gr. — La quantité d'azote, d'après le Dr Parkes (expériences sur deux soldats), avec un régime ordinaire et sans exercice, est de 19 gr. 5 d'azote par 68 kil. ; avec une nourriture azotée et sans exercice, 19 gr. 2 par 68 kil. ; avec la même nourriture et un exercice actif, 33 gr. 6 par 68 kil.

D'après ces indications on peut formuler ainsi ce qu'il faut au corps par jour :

Il faut donc à l'homme qui ne travaille pas, pour entretenir ses forces, 312 gr. 8 de carbone et 12 gr. 2 d'azote.

Que trouvons-nous pour les malades de l'hôpital du Havre?

Pour les malades aux 3/4 seuls, nous trouvons une quantité suffisante d'azote. La quantité de carbone est bien au-dessous de celle qu'indique la physiologie.

Si nous considérons que la plupart des malades sont au 1/4 (même ceux qui ont une luxation ou un furoncle), les malades préférant ce régime à celui de la 1/2 et des 3/4 qui ne disent rien à leur goût, on admettra avec nous que l'alimentation des malades est insuffisante. Pour appuyer d'une preuve cette assertion que la plupart des malades sont au 1/4, nous citerons les feuilles alimentaires du 10 mai dans un service de Chirurgie et aux Vénériens.

La salle Lefébure qui contient 25 malades a 13 1/4 et 12 1/2; la salle n° 3 (annexe de Lefébure) où sont placés les malades ayant des fractures anciennes et qui contient 12 lits, a 8 1/4 et 3 1/2 (1 lit vacant); la salle Saint-Léon (vénériens) a 8 1/4, 17 1/2 et 9 3/4.

L'interne du service des vénériens ne tient pas compte des préférences des malades, aussi ceux-ci s'arrangent-ils entre eux pour se partager les aliments du jour.

Etant donné que l'hôpital du Havre est moins un hôpital qu'un hospice et qu'on y reçoit quantité de journaliers qui, ne trouvant pas de travail en ville viennent,pour une maladie plus ou moins feinte, chercher un refuge à l'hôpital, on admettra encore moins le régime alimentaire qui y est en vigueur.

On verra dans le Chapitre suivant, l'effet du régime de l'hôpital et l'adaptation que l'organisme est obligé de faire à la portion congrue qu'on lui fournit. Nous poserons seulement cette question : Ces malades, qui ont été soumis à un régime que nous sommes tentés d'appeler le régime de l'inanitiation, sont-ils aptes, à leur sortie de l'hôpital, à fournir un travail considérable, utile? — Non, et c'est là une vérité sur laquelle nous voudrions attirer l'attention de ceux qui ont charge de vie humaine.

Envisageons maintenant le plus succinctement possible l'influence du régime de l'hôpital sur les guérisons. Un document nous sera d'une grande utilité et nous l'avons trouvé dans le beau travail de M. Husson (*loco citato*). Ce document qui mentionne un fait, dont l'examen a été le point de départ de la réforme alimentaire des hôpitaux de Paris, est le rapport de la Commission des hôpitaux pour l'année 1815. Mais, citons M. Husson.

« Les résultats obtenus en 1814 dans le traitement des soldats Russes admis dans nos hôpitaux par suite de blessures ou de maladies, avaient été trop différents de ce qu'on avait constaté ailleurs relativement aux autres malades, pour ne pas fixer l'attention.

« Les Russes, comptant un chiffre double de guérisons, le conseil voulut en rechercher la cause. Sans aller cependant jusqu'à affirmer, ainsi que l'ont fait depuis plusieurs médecins, que ce succès tenait exclusivement au régime particulier des malades Russes, il crut devoir mentionner dans le compte rendu de l'année 1814 et le fait de cette alimentation si nouvelle pour nous, et les résultats constatés. »

Le rapporteur s'exprime ainsi :

« Le régime prescrit aux malades Russes par leurs médecins est si différent de celui usité dans nos hôpitaux que nous avons pensé que l'on ne verrait pas sans intérêt quelques détails à ce sujet. Le régime des Russes est essentiellement tonique ; il est divisé en deux parties : portion, et demi-portion. Rarement les malades sont mis au régime du bouillon seul, plus rarement encore à celui de la diète absolue.

La portion se compose de :

1 kilog. de pain de munition ;
2 soupes ;
48 décag. de viande ;
2 décilitres de légumes ou 12 décag. de riz ;
1/2 litre de vin ;
1 décil. d'eau-de-vie ;
1 décil. de vinaigre.
. . . .

La mortalité des malades traités dans les hôpitaux n'a été que d'un sur seize (1) ».

L'attention des médecins fut frappée de ces faits, et ils se préoccupèrent davantage du régime des malades, au sujet duquel ils n'avaient jusqu'alors, dit M. Husson, élevé aucune plainte. Le régime des hôpitaux de Paris fut modifié petit à petit, une grande réforme eut lieu en 1853, et, depuis, aucune modification n'y a été apportée. On se préoccupe cependant de réformer le règlement de 1853. « Une nouvelle et prochaine révision du règlement sur le régime alimentaire va avoir lieu ajoute M. Husson ; elle aura pour effet d'introduire dans la nourriture des malades et dans la préparation des aliments, une variété désirable et des soins dont l'efficacité est toujours difficile à obtenir, lorsqu'il s'agit de quantités considérables. »

Le régime adopté par l'Assistance publique est bien éloigné de celui dont on usait pour les Russes en 1815 ; de grands progrès ont néanmoins été réalisés sur les règlements antérieurs. Nous avons cru qu'il serait intéressant de reproduire le tableau suivant qui indique les qualités allouées aux malades par l'Assistance publique de Paris. Nous ferons ainsi ressortir

(1) Extrait du compte rendu fait par le Conseil général du service des hôpitaux pendant le 1er trimestre de 1814, et jusqu'au 5 janvier 1815. Note 2, p. 34 (d'après A. Husson).

davantage l'insuffisance de l'alimentation dans les hôpitaux du Havre.

ASSISTANCE PUBLIQUE DE PARIS

MALADES AUX ALIMENTS SOLIDES

		1 Portion	2 Portions	3 Portions	4 Portions
Première distribution	Pain blanc — Hommes. . . .	12 décag.	24 décag.	36 décag.	48 décag.
	Pain blanc — Femmes. . . .	10 id.	20 id.	30 id.	40 id.
	2 potages ou soupes au gras. .	30 centil.	30 centil.	»	»
	ou id. au lait de.	30 id.	30 id.	»	»
	ou id. au maigre de.	»	30 id.	»	»
	Une soupe grasse et une soupe maigre ou au lait. — Bouillon gras	»	»	30 centil.	30 centil.
	— id. maigre	»	»	30 »	30 »
	— Lait.	»	»	30 »	30 »
	Volaille ou viande rôtie. . . .	12 décag.	»	»	»
	ou poisson frais.	12 id.	»	»	»
	ou œufs frais.	1 (nombre)	»	»	»
	Viande rôtie	»	15 décag.	»	»
	Viande bouillie.	»	»	30 décag.	40 décag.

MALADES AUX ALIMENTS SOLIDES

		1 Portion	2 Portions	3 Portions	4 Portions
2me distribution	Légumes de saison	15 décag.	30 décag.	»	»
	ou riz au lait.	1,50 »	3 id.	4,50 déc.	6 décag.
	ou fruits cuits.	12 »	24 id.	24 »	»
	ou gelée de groseille	3 »	»	»	»
	ou œufs.	»	2 (nomb.)	2 (nomb.)	»
	ou pruneaux.	»	8 décag.	12 décag.	»
	Légumes frais	»	»	36 »	48 »
	ou pommes de terre	»	»	36 »	48 »
	ou légumes en purée	»	»	9 centil.	12 centil.

Le régime de 1853 alloue aux malades à une ou deux portions, de 1 à 3 portions de vin de 8 centilitres pour les hommes et de 6 centil. pour les femmes ; et à ceux à 3 et 4 portions, de 1 à 5 portions de vin de 8 centil. pour les hommes et de 6 cent. pour les femmes.

Les médecins peuvent prescrire au lieu de vin, à tous leurs malades, de 1 à 3 portions de lait de 20 centil. chacune.

Si nous cherchons à nous rendre compte des quantités d'azote et de carbone contenues dans les aliments attribués aux malades, à ces divers degrés, nous trouvons en moyenne :

	AZOTE gr.	CARBONE gr.
Malades au 1/4	9.53	130.50
Id. à la 1/2 (1)	17.89	202.80
Id. aux 3/4	17.88	273.60
Id. à la ration entière (2) . . .	23.85	364.80

Comme on en peut juger, nous sommes loin des quantités allouées par l'hôpital du Havre à ses malades.

En terminant cette étude critique nous exprimerons à nouveau notre espoir de voir l'Assistance publique du Havre réformer le régime des hôpitaux. La ville qui vient de construire un hôpital modèle a l'obligation, pour être conséquente avec elle-même, d'établir un règlement modèle pour le régime alimentaire.

LIGUE PROTECTRICE DES ENFANTS ABANDONNÉS ET ORPHELINS DU HAVRE

Nous remercions M. E. Simon, secrétaire de la Ligue protectrice des enfants abandonnés et orphelins du Havre, qui a bien voulu nous fournir tous les renseignements que nous lui avons demandés.

L'âge moyen des enfants de l'orphelinat est de 12 ans et ils sont au nombre de 33.

Il nous faut citer le règlement, comme nous l'avons fait pour l'hôpital du Havre, afin d'établir nos critiques, s'il y a lieu, sur une base solide.

L'article 53 (3) (Chap. V. Aliments, etc.) est ainsi conçu :
« Le nombre des repas est fixé à quatre en toute saison :

« 1° Le déjeuner; 2° le dîner; — 3° la collation; — 4° le souper.

« Le régime alimentaire est établi par les tableaux annexés au présent règlement. »

(1) Au lieu de légumes frais, nous avons compté deux œufs qui se donnent quelquefois en remplacement. Avec des légumes, la proportion d'azote serait beaucoup moindre, et celle de carbone serait portée à 229 gr. 85.

(2) Si, au lieu d'évaluer la valeur en azote et en carbone des 48 décag. de pommes de terre, nous prenons 12 centil. de légumes secs (haricots), nous trouvons : Azote, 26,11 ; carbone, 354,34.

(3) Voy. Institut et Règlement de la Ligue protectrice, etc. Le Havre, 1885.

La nature des aliments et leur quantité sont indiquées d'après le tableau suivant (page 28.) :

TABLEAU N° 1

NATURE DES ALIMENTS	QUANTITÉS JOURNALIÈRES	OBSERVATIONS
Pain	700 gr.	
Viande.	150 id.	
Poisson	100 id.	
Cidre	1 litre	
Pommes de terre	400 gr.	
Haricots	120 id.	
Lentilles	100 id.	
Riz	50 id.	
Carottes.	50 id.	
Oignons.	30 id.	
Choux	100 id.	
Navets	50 id.	
Poireaux	—	
Graisse	10 id.	
Beurre	10 id.	
Sel	15 id.	
Poivre	0 id. 05	
Huile	—	
Vinaigre	—	
Sucre	10 id.	Pour assaisonner le riz.
Lait.	0 lit. 15	Pour soupes maigres et riz.

Le tableau ci-après indique la composition des repas.

TABLEAU N° 2

POTAGES

GRAS	gr.	MAIGRES	gr.
Viande	150	Pommes de terre.	50
Carottes et navets .	30 chaque.	Légumes verts	40
Légumes verts . . .	30	Beurre ou graisse	8
Oignons	10	Oignons	10
Sel	10	Sel	10

Bouillon 0 lit. 6 décil.

RAGOUTS

GRAS	gr.	GRAS	gr.
Viande	150 »	Viande	150 »
Pommes de terre	350 »	Haricots	120 »
Oignons	20 »	Oignons	20 »
Sel	7 »	Sel	7 »
Poivre	0.05	Poivre	0.05

RAGOUTS *(Suite)*

MAIGRES	gr.	MAIGRES	gr.
Pommes de terre	350 »	Haricots	120 »
Oignons	20 »	Lentilles	100 »
Beurre ou graisse. . . .	10 »	Beurre	10 »
Sel	7 »	Sel	7 »
Poivre	0.05	Poivre	0.05

TABLEAU N° 3

ORDRE ET NATURE DES REPAS DE CHAQUE JOUR ET POUR UNE SEMAINE

JOURS	MATIN	MIDI	SOIR	OBSERVATIONS
Lundi . .	Potage au lait et à la purée de haricots.	Potage gras. Bœuf avec choux et carottes.	Ragout de pommes de terre.	
Mardi . .	Potage gras.	Potage gras. Bœuf avec carottes et pommes de terre.	Riz.	
Mercredi. .	Potage gras.	Ragout de mouton avec navets et pommes de terre.	Haricots.	
Jeudi. . .	Potage au lait et à la purée de haricots.	Potage gras. Bœuf avec choux et carottes.	Ragout de pommes de terre.	
Vendredi. .	Potage à l'oseille ou à l'oignon.	Potage au lait et à la purée de pommes de terre. Morue ou poisson avec pommes de terre ou macédoine de légumes.	Lentilles.	
Samedi. .	Potage au lait et à la purée de lentilles.	Potage gras. Bœuf avec carottes et pommes de terre.	Riz.	
Dimanche.	Potages gras.	Rôti avec pommes de terre.	Haricots.	

Examinons maintenant si la nourriture journalière des enfants de l'orphelinat est suffisamment riche en azote et en carbone. Faisons porter nos recherches sur l'alimentation de trois jours différents : le dimanche, le jeudi et le vendredi. Pour avoir les quantités allouées à chaque enfant par jour et par repas, reportons nous au tableau n° 1. En calculant d'après les tables de Payen, comme nous l'avons fait plus haut, les quantités d'azote et de carbone contenues dans la nourriture du lundi, nous avons trouvé : Azote, 16 gr. 178 ; carbone 310 gr. 44 ; pour le jeudi nous trouvons à peu près les mêmes chiffres ; pour le vendredi nous trouvons en moyenne 15 gr. 24 d'azote et 292 gr. 76 de carbone, nombres qui ne diffèrent pas sensiblement des précédents; 0,062 milligr. de plus d'azote et 41 gr. de moins de carbone. Si, à notre avis, on n'avait pas abusé des pommes de terre ce jour-là, et si on leur avait substitué des haricots à un repas, ou des lentilles, l'équilibre aurait été facilement rétabli. Si nous nous reportons à ce qui a été dit à propos de l'orphelinat annexé à l'hospice du Havre, on verra que les reproches que nous avons à adresser à l'orphelinat de Sanvic ne sont pas graves. Nous désirerions cependant voir le régime des enfants contenir une plus grande proportion de carbone, étant donné qu'ils sont employés à des travaux manuels une bonne partie de la journée. Ce desideratum est facile à réaliser en augmentant la proportion de graisse dans les aliments, ou seulement en donnant, aux enfants, à la collation du soir, une tranche de pain fortement beurrée. Quoi qu'il en soit, le régime alimentaire de l'orphelinat de Sanvic fait hon neur à la commission qui l'a combiné, et nous ne sommes pas surpris que cet institut qui est fondé depuis deux ans, n'ait eu qu'un seul enfant malade, atteint de la teigne avant son entrée à l'établissement.

DISPENSAIRE DU DOCTEUR GIBERT.

M. le Dr Powilewicz, dans sa thèse inaugurale (1), a décrit le Dispensaire d'enfants-malades du Dr Gibert et en a fait ressortir tous les avantages. Récemment, M. Foville en entretenait l'Académie, à l'occasion du rapport qu'il avait été chargé de faire sur les Institutions de bienfaisance en France. Nous n'envisagerons pas la question comme nos devanciers. On s'est occupé des soins médicaux et chirurgicaux que trouvent au dispensaire les enfants pauvres; nous, nous nous

(1) 1880.

appliquerons à faire ressortir les services qu'il pourrait rendre en fournissant une nourriture hygiénique et abondante.

Dans l'état actuel, la bienfaisance d'amis généreux du Dr Gibert entretient *la marmite du Dispensaire*, pour employer l'expression familière que nous avons recueillie sur les lieux.

Cette marmite est vaste, elle peut contenir cent rations d'enfants; mais ce qui nous a frappé surtout, c'est la petite quantité d'aliments qui y cuit. — Elle est construite sur le modèle de la marmite du Dr Warren et est à double fond, le vase intérieur contenant les aliments; de sorte que ces derniers sont cuits dans leur propre vapeur. — Le menu du dispensaire est assez uniforme, mais, comment s'en plaindre, quand l'hygiène préside à la combinaison des aliments?

Le jour où nous avons visité le Dispensaire, la marmite contenait un mélange de viande hachée menue, de lentilles et de riz. — Le pain est à peine connu dans l'établissement et le riz y supplée. — Le mélange que nous venons d'indiquer, fait dans des proportions convenables constitue un aliment parfait et que nous voudrions voir adopter dans les ménages pauvres.

Il nous a rappelé le fameux pilau de nos colonies, fait avec de la viande de porc ou de volaille, du riz, des pois ou des haricots, et de la graisse; le tout coloré avec du safran.

M. le Dr Gibert nous permettra une petite critique: le soin de déterminer la proportion des éléments du mets unique est laissé trop souvent à l'infirmier-cuisinier.

Il faut chaque jour, à un enfant de 10 ans (d'après le Dr Edward Smith), 48 grains de carbone et 81 grains d'azote par livre du poids du corps, soit en gr. par livre : 0 gr. 188 d'azote et 2 gr. 216 de carbone.

On doit donc fournir, sous forme d'aliments, à l'enfant de 10 ans et d'un poids moyen de 30 kil. : azote, 12 gr. 02, et carbone, 201 gr. 60.

Nous obtiendrons ces chiffres en combinant, dans l'exemple du mets servi le jour de notre visite au Dispensaire, la viande, le riz et les lentilles de la façon suivante :

		AZOTE	CARBONE
	gr.	gr.	gr.
Viande de bœuf.	75	2.25	8.25
Lentilles	100	4.82	53.75
Riz.	300	5.40	123 »
Lard	50	0.59	35.57
	525	13.06	220.57

La combinaison ci-dessus satisfait, et au delà, les exigences alimentaires d'un enfant de 10 ans.

On pourrait s'étonner de nous voir associer le lard au bœuf. Dans notre pensée, le lard doit fournir la graisse du mets ; nous visons surtout à l'économie. D'autre part, le riz et les lentilles s'accommodent très bien d'un excès de graisse.

Dans la combinaison des denrées usuelles, il est souvent fort difficile d'atteindre le chiffre de carbone fixé par les physiologistes ; l'équilibre peut être rétabli en donnant à l'enfant une tartine de pain fortement beurrée. Un peu d'huile de foie de morue donnée aux rachitiques et aux scrofuleux (et ils sont nombreux), remplirait le même but.

On sait que le pouvoir calorifique de la graisse est trois fois plus considérable que celui de l'amidon.

Si nous voulions poursuivre la combinaison physiologique des aliments, nous pourrions fournir d'autres formules, mais nous préférons renvoyer celles-ci au Chapitre V.

Faisons remarquer, en terminant, qu'en faisant subir aux graines sèches des légumineuses une légère torréfaction après laquelle on les réduirait en farine, on obtiendrait un aliment plus digestible et aussi plus riche en azote. Une partie de l'amidon se transformerait en dextrine et la pellicule fortement azotée qui enveloppe les graines deviendrait aliment elle-même. On sait que, le plus souvent, cette pellicule n'est pas digérée et est rejetée telle quelle du corps.

FOURNEAUX ÉCONOMIQUES

Il entrait primitivement dans le plan de notre travail de traiter d'une façon plus étendue la question des fourneaux économiques du Havre ; mais, pour ne pas dépasser les limites que nous avons dû nous imposer dans ce mémoire, nous nous bornerons à donner les rations allouées aux habitués de ces établissements, en mettant en regard leur valeur en azote et en carbone, et aussi leur prix de revient.

Voici quels sont les divers aliments servis à chaque repas, dans les fourneaux économiques et en particulier dans celui qui fonctionne au pont d'Angoulême. — (Il y a deux repas par jour, à midi et à 6 heures du soir ; au repas de midi on compte plus d'habitués qu'à celui du soir).

1° ALIMENTS	QUANTITÉS	PRIX	AZOTE	CARBONE
	gr.	fr.	gr.	gr.
Pain	250	0.10	2.67	70 »
Pois secs cuits (1) . .	550	0.10	12.35	148.50
Café	90	0.10	1 »	9 »
Sucre.	4			
Total . .		0.30	16.02	227.50

Le carbone de la graisse d'assaisonnement n'a pas été calculé, ainsi que celui du sucre, du café.

2° ALIMENTS	QUANTITÉS	PRIX	AZOTE	CARBONE
	gr.	fr.	gr.	gr.
Pain	250	0.10	2.67	70 »
Bouilli de bœuf . . .	50	0.10	1.50	5.50
Café.	90	0.10	1 »	9 »
Sucre	4			
Total . .		0.30	5.17	84.50

Deux fois par semaine l'alimentation ci-dessus est remplacée par un ragoût ou rata dont chaque portion contient :

ALIMENTS	QUANTITÉS	PRIX	AZOTE	CARBONE
	gr.	fr.	gr.	gr.
Viande de mouton (bas morceaux) Ou bouilli de bœuf	20	0.10	0.60	2.20
Pommes de terre (2)	550	0.10	1.55	51.85
. . . .	—	—	2.15	54.05
Total		0.20	4.10	108.10

La moitié des habitués environ mange le ragoût le jour où on le sert.

La soupe de bœuf qui est servie tous les deux jours, contient 130 gr. de bouillon et autant de pain.

Les autres jours de la semaine, il y a de la soupe maigre faite avec des pois secs, des haricots ou des pommes de terre. La portion en est aussi de 130 gr. de bouillon et 130 gr. de pain. On calcule la quantité de pois secs ou d'autres légumes à mettre dans la marmite d'après le chiffre moyen des soupes servies.

La moyenne des recettes est de 110 à 125 francs par jour, et chaque repas coûte à l'habitué environ 0 fr. 30. — Il est dès

(1) 40 centilitres de pois secs pèsent, crus, 270 gr. et cuits 400 gr.
(2) 300 grammes de pommes de terre crues pèsent, cuites, 350 grammes.

lors facile de se rendre compte du nombre des ouvriers qui s'alimentent au fourneau économique du pont d'Angoulême; nous avons trouvé le chiffre de 208 par jour, en comptant deux repas par ouvrier; chiffre bien au-dessous de la vérité parce que la plupart des consommateurs n'y prennent qu'un seul repas, celui de midi.

Si nous considérons la valeur nutritive en azote et en carbone contenue dans les formules de repas que nous avons indiquées plus haut, nous voyons que nous sommes bien loin des chiffres fixés par les physiologistes pour la ration de travail. Nous avons trouvé en effet pour les trois menus différents que nous avons reproduits :

		gr.			gr.
1° Azote	=	14.95	Carbone	=	199.50
2° Azote	=	3.10	Carbone	=	47.50
3° Azote	=	2.75	Carbone	=	96.05

et les physiologistes ont assigné 20 gr. d'azote et 280 gr. de carbone. — Nous sommes même encore loin de la ration d'entretien.

Qu'on ne se méprenne pas sur le sens de notre critique; loin de nous la pensée de critiquer l'œuvre en elle-même; elle a été fondée dans un but philanthropique et essentiellement louable, mais, à l'insu de ses fondateurs, elle n'atteint qu'à demi le but proposé. Si elle procure à l'ouvrier, pour une faible rétribution, une dose d'aliments qui lui permet de subsister, il ne faut pas perdre de vue qu'il ne subsiste qu'aux dépens de son organisme. Dans les conditions que nous indiquons, l'ouvrier fait de l'autophagisme, il s'use, il se délabre et ne tardera pas à entrer à l'hôpital. Mais là encore il trouvera une alimentation insuffisante. Triste condition vraiment et que nous nous sommes donné pour devoir de signaler.

Si nous voulions entrer dans des détails de statistique, il nous serait facile de prouver par des chiffres que dans la mortalité de l'hôpital du Havre, plus des 7/10 des décès proviennent de maladies causées par l'affaiblissement progressif qui résulte de la débauche et de l'ivrognerie (1), mais surtout de l'alimentation insuffisante.

(1) La proportion d'alcool bue au Havre par an et par habitant est de 17 litres.

CHAPITRE IV

EXPÉRIENCE SUR L'ALIMENTATION A L'HOPITAL DU HAVRE DISCUSSION

Ce n'est pas ce qu'on mange qui donne des forces, c'est ce qu'on utilise.

BOUCHARDAT.

Les expériences que nous avons entreprises à l'hôpital du Havre ont eu pour but d'examiner si l'alimentation y est suffisante. — Nous avions été frappé depuis longtemps, de la différence qui existe entre le régime alimentaire des hôpitaux de Paris et celui de l'hôpital du Havre, et nous pouvions déjà présumer de l'insuffisance des rations allouées par ce dernier. — L'estimation, à l'aide des tables de Payen, de la valeur nutritive des rations en azote et en carbone est venue confirmer cette première vue. — Nos expériences, prolongées pour la plupart pendant dix jours, ont donné la sanction scientifique à notre premier jugement.

Deux méthodes se présentaient à nous pour atteindre le but proposé, c'est-à-dire pour nous assurer si l'alimentation était suffisante ou insuffisante. — L'une, toute empirique, consistait à peser le sujet au début de l'expérience et à le soumettre ensuite à un régime alimentaire invariable. S'il n'avait ni maigri, ni engraissé, ce qu'aurait indiqué une dernière pesée à la fin de l'expérience, la nourriture eut été suffisante. (C'est là la méthode qu'à employée M. Boussingault pour estimer les exhalations pulmonaire et cutanée chez l'animal.) L'essai des forces du sujet au dynamomètre eut complété la rigueur de l'expérimentation.

L'autre méthode avait pour point de départ la recherche de l'équilibre normal entre ce qui est absorbé et ce qui est excrété. Si l'excrétion l'eut emporté sur l'ingestion, la nourriture eut été insuffisante.

Nous avons combiné ces deux méthodes, et nous avons dressé des feuilles d'observations dont nous donnons ci-après le modèle. Ces feuilles, soumises à l'appréciation de M. le professeur Bouchardat ont eu son approbation et nous en sommes heureux. Elles contiennent les renseignements qui nous ont semblé de nature à jeter quelque lumière sur la question de l'alimentation dans un hôpital. Chaque sujet a eu une feuille spéciale, où tout ce qui nous a paru important a été indiqué. Voici d'ailleurs le modèle que nous avons adopté.

Le nommé X..., salle Germain, lit n° 13. Service de M. le docteur de Lignerolles. — Agé de , né à , Département , profession , Embonpoint , taille , amplitude thoracique , amplitude abdominale . Force déployée au dynamomètre : 1° par traction ; 2° par compression . Maladies antérieures ; maladie actuelle

1885	Poids quotidien	Ingesta		Valeur nutritive de Ingesta		Excreta		Différence entre le poids des Ingesta et celui des Excreta	Urée rendue en 24 h.	Accroissemeet de poids	Perte de poids	Température ambiante	Pression atmosphérique	Observations
		Liquides	Solides	Azote	Carbone	Urines	Fèces							
Avril.	A 7 h. A 12 h. A 6 h. Poids moyen													

Nos expériences comprennent trois séries : 1° une série de cinq sujets choisis parmi ceux qui se trouvaient relativement bien portants, dans le service du Dr de Lignerolles ; 2° une série de 5 sujets pris dans les salles St-Cyr, Ange-Gardien et St-Nicolas. Tous ces sujets sont restés dans leurs services respectifs sur nos instances et avec l'acquiescement des chefs de service, bien qu'ils dussent sortir étant déjà guéris; 3° deux adultes en bonne santé, MM. Bottard et Montagne, internes à l'hôpital. — L'expérience a duré 7 jours (une semaine) pour les sujets de la 1re série, et 10 jours pour ceux de la 2e et de la 3e, excepté pour celle de M. Montagne qui a duré 11 jours.

Nos observations occuperaient une trop grande place dans ce chapitre et nous avons cru devoir les résumer.

PREMIÈRE SÉRIE

Le sujet de l'observation suivante a été soumis à un régime spécial. Bien qu'il fût à la demi-ration, il lui a été accordé certains suppléments, qui ont beaucoup influencé son régime; aussi le résultat que nous étions en droit d'attendre a-t-il été modifié.

Cette observation est néanmoins intéressante à cause de la comparaison que nous pourrons faire avec celles de nos autres sujets.

OBSERVATION I.

Guihern (Hervé) salle Germain, service de M. le Dr de Lignerolles; âgé de 29 ans, né à Saint-Egonec (Finistère); terrassier; embonpoint moyen; taille : 1m,70; amplitude thoracique 0m,99; amplitude abdominale 0m,89 (1); force déployée au dynamomètre : 1° par traction : 20 kil.; 2° par compression : 28 kil. (2); antécédents héréditaires ou maladies antérieures : père et mère bien portants; un de ses frères a eu mal aux yeux à l'âge de 10 ans et cette affection a duré quatre ans; ses autres frères et sœurs se portent bien.

Guihern n'a pas été soldat, ayant été réformé pour une hernie inguinale gauche. Fièvre typhoïde à 24 ans; pas de signes de tuberculose ni traces de syphilis. Est à l'hôpital pour une plaie contuse du pouce gauche, en bonne voie de guérison.

Lorsqu'il a été soumis à l'expérience, le sujet n'avait pas de fièvre ni aucune réaction provenant de sa plaie; il est gai et cet état d'esprit s'est maintenu jusqu'à la fin. L'analyse des urines n'indique ni sucre ni albumine; pas de tænia ni de parasites.

Poids (3) moyen au début de l'expérience . 65 kil. 266 gr. } Diff. + 234 gr.
id id à la fin de l'expérience . . 65 kil. 500 gr. }
A la fin de l'expérience les forces n'ont pas varié.

(1) Nous avons cru devoir mesurer l'amplitude abdominale, qui indique d'une manière assez sûre le degré d'embonpoint chez l'homme sain.
(2) A la fin de l'expérience les forces n'ont pas varié sensiblement.
(3) Ce poids résulte de trois pesées faites la veille, le 29 avril.

	Pression atmosphér.	Tempéra-ture	*Ingesta* (1/2 ration)		*Excreta*		Variations du poids
			AZOTE	CARBONE	Azote des fèces, des urines, etc. (2)	CARBONE	
30 avril.	760	18°	10 gr. 66	201 gr. 97	8 gr. 07	294 gr. 93	P. 1634 gr.
1er mai..	751	13°	21 gr. 50	345 gr. 29	13 gr. 20	297 gr.	G. 700 gr.
2 mai. .	754	19°	11 gr. 08	207 gr. 75	17 gr. 63	301 gr. 81	G. 200 gr.
3 mai. .	758	18°	9 gr. 22	197 gr. 44	22 gr. 5	298 gr. 19	P. 1000 gr.
4 mai. .	747	15°	16 gr. 05	279 gr. 22	19 gr. 37	298 gr. 55	G. 100 gr.
5 mai. .	751	15°	12 gr. 95	196 gr. 30	10 gr. 94	298 gr. 55	O. —
6 mai. .	742	14°	19 gr. 90	318 gr. 88	12 gr. 88	297 gr.	P. 400 gr.
Moyennes :			14 gr. 48	249 gr. 55	11 gr. 98	298 gr.	

Nous avons converti l'urée en azote (étant donné qu'un gr. d'urée = 0 gr. 46 d'azote) et nous avons ajouté au chiffre trouvé 5 gr. 5, chiffre d'azote qui, d'après M. Payen, se retrouve dans les fèces, les produits de la perspiration cutanée, les mucus divers, etc;... c'est ainsi que nous avons obtenu 11 gr. 98 d'azote pour la moyenne des excreta.

Si nous examinons l'observation de Guihern, nous remarquons différentes choses : 1° La quantité d'azote absorbé par jour, sous forme d'aliments, a beaucoup varié pendant la durée de l'expérience : ce qui confirme notre opinion que l'alimentation est mal réglée. La moyenne de cet élément fourni au sujet, n'a cependant pas été insuffisante puisqu'il lui en a attribué 14 gr. 48, et qu'il n'en n'a dépensé que 11 gr. 98. Cette différence explique le gain (en poids) que nous retrouvons à la fin de l'expérience.

2° Il n'en est pas de même pour le carbone. Cet élément a toujours été fourni en moindre quantité qu'il n'en était dépensé. La dépense journalière, calculée d'après le poids du corps, a été de 298 gr., tandis que nous n'avons trouvé que 249 gr. 55 dans les aliments. Il est vrai que nous n'avons pas tenu compte du carbone représenté par la graisse ou le beurre d'assaisonnement, non plus que celui de la tisane.

3° La proportion entre l'azote et le carbone, indiquée par les physiologistes pour une alimentation bien réglée (1 : 12) n'a pas, non plus, été observée.

Observation II.

Libois (François), âgé de 26 ans, né à Espagne (Ardennes) ; journalier ; embonpoint moyen ; taille 1m,72 ; amplitude thoracique 0m,90 ; amplitude abdominale, 0m,765 ; force déployée au dynamomètre : 1° par traction, 30 kil. ; 2° par compression, 35 kil.

(1) L'urée a été dosée par la méthode d'Esbach (hypobromite de soude) qui est très expéditive et offre une précision suffisante.

Antécédents héréditaires Ne se souvient pas d'avoir vu ses parents malades ; a quatre frères qui se portent très bien ; de ses trois sœurs, l'une est morte à 8 mois, d'une maladie que Libois désigne sous le nom de catarrhe (probablement une broncho-pneumonie) ; les deux autres jouissent d'une excellente santé.

Antécédents personnels : Fièvre muqueuse à 19 ans ; guérison au bout d'un mois. Réformé pour varices des membres inférieurs ; a eu, il y a 8 ans, une blennorrhagie accompagnée d'adénite inguinale gauche qui a guéri en deux mois. En mars dernier a été atteint d'une névralgie du facial gauche, avec complication de paralysie faciale ; cette affection a duré environ trois mois ; le premier mois, il a été traité chez lui et, à cette époque, il ne pouvait dormir, dit-il, plus de deux heures par nuit.

Dans les premiers jours d'avril dernier, il est entré à l'hôpital du Havre (salle Saint-Pierre, service de M. le Dr Dero). Traitement : vésicatoires volants sur la région temporale pansés avec poudre de chlorhydrate de morphine ; injections sous-cutanées de morphine. Cette médication n'ayant eu aucun succès le malade sort de l'hôpital.

Il entre de nouveau, le 15 avril, pour faire traiter sa paralysie, et il occupe le n° 21 de la salle Germain (service de M. le Dr de Lignerolles).

La paralysie guérit en 12 jours. Le sujet n'est pas syphilitique, ni rhumatisant ; il n'a jamais eu de fièvre intermittente ; il n'a pas d'habitudes d'alcoolisme, pas de signes de tuberculose ; pas d'albumine ni de sucre dans les urines ; pas de tænia ni autres parasites.

Son observation est résumée dans le tableau suivant :

Poids au début de l'expérience. . . . 60 kil. 916 gr.
Poids à la fin de l'expérience . . . . 62 kil. 800 gr.
} Différence + 1.884 gr.

	Pression atmosphér.	Tempéra-ture	*Ingesta* (1/2 ration)		*Excreta*		Variations du poids
			AZOTE	CARBONE	AZOTE	CARBONE	
30 avril.	760	18°	11 gr. 73	185 gr. 92	24 gr. 01	280 gr. 63	G. 34 gr.
1er mai..	751	13°	21 gr. 71	253 gr. 77	16 gr. 51	283 gr. 71	G. 850 gr.
2 mai. .	754	19°	10 gr. 74	234 gr. 15	15 gr. 80	285 gr. 88	G. 100 gr.
3 mai. .	758	18°	11 gr. 17	217 gr. 91	15 gr. 60	284 gr. 46	P. 400 gr.
4 mai. .	747	15°	15 gr. 11	270 gr. 05	16 gr. 65	284 gr. 63	G. 50 gr.
5 mai. .	721	15°	14 gr. 05	250 gr. 75	14 gr. 66	283 gr. 42	P. 330 gr.
6 mai. .	742	14°	17 gr. 26	192 gr. 99	17 gr. 47	287 gr. 33	G. 1080 gr.
Moyennes :			14 gr. 96	229 gr. 07	17 gr. 24	284 gr. 29	

Les mêmes observations que nous avons faites pour le précédent trouvent encore leur application à Libois, à savoir que l'alimentation est mal réglée, et que le carbone est toujours insuffisant et en beaucoup moindre quantité que celui qui est dépensé.

Nous ajouterons que les accroissements de poids ont toujours coïncidé avec une augmentation d'azote dans les aliments. Le 2 mai, par exemple, l'accroissement de poids a été de 850 gr. quand, la veille, l'azote des aliments avait été de 21 gr. 71.

L'acide phosphorique a été noté pour deux jours, et a été pour le 5 mai, de 1 gr. 72 par litre, et pour le 6 mai de 1 gr. 18. Nous avons employé la méthode de Frésénius (acétate d'urane et cyano-ferrure de potassium).

Observation III.

Denis (Isaïe), salle Germain, nº 17 (service de M. le Dr de Lignerolles); âgé de 50 ans; embonpoint moyen; taille 1m,66; amplitude thoracique 0m,92; amplitude abdominale 0m,87; force déployée au dynamomètre : 1º par traction, 20 kil.; 2º par compression (main droite), 42 kil.; poids moyen 66 kil. 150.

Antécédents héréditaires: père mort de pneumonie à 78 ans; n'avait jamais été malade auparavant. Mère morte à 82 ans, sans avoir jamais eu de maladie aiguë, à la connaissance du sujet; elle ne souffrait que d'un rhumatisme subaigu du bras gauche.

Antécédents personnels: pas de maladie jusqu'à 1870. A été soldat d'infanterie de marine pendant 14 ans; a séjourné au Sénégal pendant 6 ans, et s'y est très bien porté jusqu'à la fin de la sixième année, où il a contracté une diarrhée chronique qui a duré deux mois; la diarrhée a été guérie par l'usage de la viande crue. En 1871, blennorrhagie aiguë, à la suite de laquelle il se produit un rétrécissement uréthral; il entre à l'hôpital du Havre en octobre 1884 pour subir un traitement. Pendant ce séjour à l'hôpital il contracte une pleurésie du côté droit (novembre 1884), qui guérit en un mois, sans laisser de traces, par l'emploi des vésicatoires et des diurétiques. Il se porte actuellement bien et n'est resté à l'hôpital que sur notre demande. Pas de signes de tuberculose ni de traces de syphilis; il n'est pas rhumatisant. Pas d'albumine ni de sucre dans les urines. Pas de tænia ni autres parasites. Il est gai et de bonne humeur.

Poids au début de l'expérience . . .	66 kil. 150 gr.	Différence — 150 gr.
id. à la fin.	66 kil.	

	Pression atmosphér.	Tempéra-ture	*Ingesta* (1/2 ration)		*Excreta*		Variations du poids
			AZOTE	CARBONE	AZOTE	CARBONE	
30 avril.	760	18°	17 gr. 16	331 gr. 99	40 gr. 53	299 gr. 71	P. 350 gr.
1er mai.	751	13°	14 gr. 91	210 gr. 60	9 gr. 98	298 gr. 55	P. 50 gr.
2 mai.	554	19°	9 gr. 67	155 gr. 05	18 gr. 85	298 gr. 19	G. 450 gr.
3 mai.	758	18°	13 gr. 07	200 gr. 06	22 gr. 77	299 gr. 10	G. 250 gr.
4 mai.	747	15°	17 gr. 19	236 gr. 95	18 gr. 18	300 gr. 36	P. 100 gr.
5 mai.	751	15°	14 gr. 91	517 gr. 72	17 gr. 50	300 gr. 18	P. 320 gr.
6 mai.	742	14°	13 gr. 81	225 gr. 59	19 gr. 48	298 gr. 92	G. 70 gr.
Moyennes :			14 gr. 36	268 gr. 28	21 gr. 04	299 gr. 28	

Bien que Denis eût, chaque jour, en supplément, 250 gr. de lait, l'azote et le carbone qui lui ont été fournis, sous forme d'aliments, ont été insuffisants. Il a excrété en moyenne 21 gr. 04 d'azote et il n'en a absorbé que 14 gr. 36; il a comburé 299 gr. 28 de carbone et il n'en a absorbé que 268 gr. 28. Cette alimentation défectueuse s'est traduite par une perte de poids de 150 gr. à la fin de l'expérience.

Les 5 et 6 mai, il a rendu par les urines 1 gr. 28 et 0 gr. 93 d'acide phosphorique qui sont des chiffres à peu près normaux.

Observation IV.

Lemaître (Edouard), salle Germain, n° 19 (service du Dr de Lignerolles); âgé de 18 ans; né à Bléville (Seine-Inférieure); manœuvre; embonpoint moyen; amplitude thoracique 0m, 78; amplitude abdominale 0m, 73; force déployée au dynamomètre : 1° par traction 15 kil.; 2° par compression (main droite), 20 kil.

Antécédents héréditaires : Père asthmatique; pas d'autres maladies à la connaissance du sujet; mère souvent souffrante d'une bronchite chronique. Cette dernière a eu 5 enfants, tous bien portants. Une des filles a eu la rougeole à l'âge de 13 ans, dont elle a bien guéri.

Antécédents personnels : Fracture de l'avant-bras droit il y a 2 ans (1), à l'union du 1/3 moyen avec le 1/3 inférieur; guérison rapide. — Entorse médio-tarsienne, il y a 4 mois 1/2. Lemaître a commencé à travailler à 11 ans — et, avant d'être atteint de tarsalgie, affection pour laquelle il est à l'hôpital, il travaillait dix heures par jour. Il n'a jamais eu de rhumatismes; pas de signes de tuberculose, pas de traces de syphilis ni héréditaire ni acquise; n'a jamais eu de fièvre intermittente.

(1) Les deux os ont été fracturés.

Légère hypertrophie du cœur avec souffle systolique à la base, souffle un peu prolongé et rude et ne se prolongeant pas dans les gros vaisseaux. Cette hypertrophie peut s'expliquer par un excès de travail chez un sujet à la période de croissance. Ce jeune garçon est assez bien proportionné, mais il ne paraît pas son âge. Ses membres sont assez développés, mais il est imberbe. Cheveux roux.

Poids au début de l'expérience	40 kil. 583 gr.	Différence + 37 gr.
id. à la fin.	40 kil. 620 gr.	

	Pression atmosphér.	Tempéra-ture	Ingesta		Excreta		Variations du poids
			AZOTE	CARBONE	AZOTE	CARBONE	
30 avril.	760	18°	8 gr. 86	150 gr. 08	37 gr. 70	205 gr. 92	P. 480 gr.
1er mai .	751	13°	8 gr. 45	112 gr. 39	22 gr. 06	207 gr. 15	G. 360 gr.
2 mai. .	754	19°	8 gr. 09	117 gr. 19	9 gr. 60	208 gr. 96	G. 509 gr.
3 mai. .	758	18°	8 gr. 21	148 gr. 07	15 gr. 67	207 gr. 76	P. 330 gr.
4 mai. .	747	15°	8 gr. 40	187 gr. 01	13 gr. 27	208 gr. 42	G. 180 gr.
5 mai. .	751	15°	8 gr. 80	125 gr. 37	12 gr. 69	208 gr. 78	G. 100 gr.
6 mai. .	742	14°	8 gr. 16	127 gr. 98	15 gr. 33	207 gr. 04	P. 480 gr.
Moyennes :			8 gr. 42	138 gr. 29	18 gr. 03	207 gr.	

Il faut considérer que le sujet est en période d'accroissement, et que, dans cette période, il faut une nourriture relativement plus abondante, surtout en azote. Or, cet élément lui est fourni en quantité moindre que celle qu'il consomme (azote des ingesta : 8 gr. 42; azote des excreta : 12 gr. 54).

Nous croyons pouvoir prédire, presque à coup sûr, que le sujet, s'il est soumis pendant longtemps à ce régime, arrivera à une telle déchéance organique qu'il entrera de plain-pied dans la tuberculisation.

L'acide phosphorique, dosé les 5 et 6 mai, a donné 0 gr. 80 et 0 gr. 93.

Ajoutons que Lemaitre n'a pas été soumis rigoureusement au 1/4 de ration et qu'il a eu, en plus du régime réglementaire, 225 gr. de lait, en moyenne, chaque jour.

Observation V.

Marie (Edouard); salle Germain, nº 24 (service du Dr de Lignerolles); âgé de 18 ans; né à Lisieux (Calvados); garçon de café; embonpoint moyen, taille, 1m,57; amplitude thoracique, 0m,76; amplitude abdominale, 0m,74; — Force déployée au dynamomètre : 1º par traction, 10 kil.; 2º par compression (main droite), 13 kil.

Antécédents héréditaires : Parents bien portants ; cinq frères, deux sœurs. Une des sœurs a été malade dans le courant de l'année, mais il ne sait quelle a été sa maladie ; un de ses frères a eu, à l'âge de 18 ans, une affection osseuse de la jambe droite.

Antécédents personnels : Nuls. Brûlure le 7 octobre 1883, laquelle est en excellente voie de guérison depuis un mois ; — la brulûre embrassait tout le segment droit du thorax, depuis l'aisselle du côté droit jusqu'à la crête iliaque du même côté.

Il n'a pas eu la syphilis, ni la fièvre intermittente. Pas de signes de tuberculose ; pas de tænia ni autres parasites ; pas d'albumine ni de sucre dans les urines.

Poids au début de l'expérience . . . . 44 kil. 923 gr. } Différence — 23 gr.
id. à la fin . . . . 44 kil. 900 gr. }

	Pression atmosphér.	Tempéra-ture	*Ingesta*		*Excreta*		Variations du poids
			AZOTE	CARBONE	AZOTE	CARBONE	
30 avril.	760	18°	10 gr. 73	82 gr. 98	32 gr. 43	222 gr. 06	P. 153 gr.
1er mai .	751	13°	18 gr. 25	159 gr. 81	20 gr. 94	221 gr. 27	P. 220 gr.
2 mai. .	754	19°	11 gr. 07	130 gr. 69	7 gr. 25	222 gr. 24	G. 270 gr.
3 mai. .	758	18°	7 gr. 96	121 gr. 69	9 gr. 91	222 gr. 53	G. 400 gr.
4 mai. .	747	15°	10 gr. 90	154 gr. 13	13 gr. 43	223 gr. 44	G. 250 gr.
5 mai. .	751	15°	9 gr. 39	268 gr. 31	10 gr. 32	221 gr. 45	P. 550 gr.
6 mai. .	742	14°	13 gr. 81	157 gr. 48	10 gr. 77	222 gr. 53	G. 300 gr.
Moyennes :			11 gr. 73	153 gr. 58	13 gr. 59	222 gr. 21	

Les observations que nous avons faites à propos de l'alimentation de Lemaitre peuvent aussi s'appliquer à celle de Marie ; ces sujets sont jeunes tous les deux (18 ans), en période d'accroissement, et leur alimentation devrait être mieux ordonnée, d'autant plus qu'ils ne sont pas malades à proprement parler.

L'azote de la ration a représenté en moyenne, 11 gr. 73, et celui des excrétions 13 gr. 59 ; le carbone des ingesta n'a atteint que 153 gr. 58 et celui des excreta a été de 221 gr. 21. — Il est vrai que, comme du reste pour nos autres observations, nous n'avons pas tenu compte du carbone représenté par la graisse ou le beurre d'assaisonnement des aliments et par le sucre des tisanes. — Nous ferons encore remarquer que Marie a eu quelquefois des légumes auxquels il n'avait pas droit réglementairement, étant au 1/4 de ration. — Il a eu, en outre, chaque jour, 150 gr. de lait et 200 gr. de bouillon de 2e qualité. — Ce dernier lui était donné à 3 heures de l'après-midi et à 11 heures du soir.

DEUXIÈME SÉRIE

Les cinq observations qui suivent ont été recueillies dans le service des militaires malades, annexé à l'hôpital civil. — Nous nous sommes proposé, en choisissant des militaires comme sujets d'expériences, d'obtenir, à la faveur de la discipline à laquelle ils sont astreints, une expérimentation aussi rigoureuse que possible.

OBSERVATION VI.

Letronnier (Emile), salle Saint-Cyr, n° 18 (service de M. le Dr X..); âgé de 22 ans; né à Ayerches (Ille-et-Vilaine); soldat au 129e régiment d'infanterie; embonpoint moyen; taille 1m, 670; amplitude thoracique, 0m97; amplitude abdominale, 0m90; — Force déployée au dynamomètre : 1° par traction, 25 kil.; 2° par compression, 72 kil. Tempérament lymphatique; — cultivateur avant d'être soldat.

Antécédents pathologiques héréditaires : Nuls.

Antécédents pathologiques personnels : N'a jamais eu de maladies vénériennes ni de fièvre paludéenne; le cœur et les poumons sont sains. Pas d'albumine ni de sucre dans les urines; pas de tænia ni autres parasites. Est entré à l'hôpital du Havre le 27 avril pour un coup de sabre au niveau de la bourse séreuse sus-olécrânienne gauche; guérison en 8 jours.

Letronnier dit qu'il se sent moins fort depuis qu'il est au régiment. Il ajoute qu'il en a fait l'épreuve à sa dernière permission; il ne pouvait plus, dit-il, soulever les sacs de blé qu'il portait assez facilement avant d'arriver au régiment. — Caractère doux et enjoué.

Poids au début de l'expérience. . . .	72 kil. 666 gr.	Différence + 134 gr.
id. à la fin	72 kil. 800 g..	

	Pression atmosphér.	Tempéra-ture	*Ingesta* (1/2 ration)		*Excreta*		Variations du poids	
			AZOTE	CARBONE	AZOTE	CARBONE		
10 Mai .		15°	14 gr. 02	251 gr. 06	14 gr. 69	295 gr. 05	O.	
11 Mai .	764	18°	12 gr. 49	259 gr. 54	17 gr. 13	324 gr. 07	O.	
12 Mai .	762	15°	6 gr. 52	71 gr. 83	13 gr. 85	324 gr. 26	G.	750 gr.
13 Mai .	756	18°	10 gr. —	106 gr. 30	12 gr. 76	322 gr. 63	P.	750 gr.
14 Mai .	757	16°	9 gr. 56	181 gr. 51	19 gr. 83	323 gr. 15	G.	50 gr.
15 Mai .	759	17°	17 gr. 07	235 gr. 08	13 gr. 95	323 gr. 53	G.	200 gr.
16 Mai .	761	17°	17 gr. 04	247 gr. 98	13 gr. 39	324 gr. 80	P.	450 gr.
17 Mai .	757	15°	10 gr. 58	184 gr. 93	13 gr. 30	323 gr. 53	G.	50 gr.
18 Mai .	758	17°	14 gr. 85	213 gr. 93	13 gr. 82	323 gr. 52	G.	284 gr.
19 Mai .	760	17°	11 gr. 71	192 gr. 26	14 gr. 93	323 gr. 53	O.	
Moyennes :			12 gr. 38	194 gr. 75	14 gr. 66	320 gr. 80		

Dans l'observation de Letronnier, comme dans les précédentes, l'azote fourni par les aliments a été moindre que celui des excrétions; il en est de même pour le carbone. Le sujet a cependant augmenté de 134 gr. en poids du corps; cette augmentation pourrait s'expliquer par une rétention des excreta solides et liquides ou par une respiration moins active. — Rien de variable, en effet, comme le poids de notre corps: une foule de causes parmi lequelles se trouvent la température et la pression athmosphérique, contribuent à l'augmenter ou à le diminuer.

Mais nous ne voulons pas chercher à atténuer la valeur du gain qui est obtenu. On remarquera, cependant, que la quantité d'azote et de carbone excrétés n'ont pas varié dans de grandes limites; il eut donc été facile d'instituer une alimentation s'adaptant physiologiquement aux besoins de l'organisme du sujet.

Signalons en terminant que Letronnier a eu pendant toute la durée de l'expérience 4 rations de vin, au lieu de 2 qui sont assignées à la demi-ration.

Observation VII.

Donnet (Antoine), salle Ange-Gardien, n° 7 (service de M. le Dr X...); 23 ans; né à Cluix (Saône-et-Loire); soldat de 2e classe au 129e régiment de ligne (caserne de Strasbourg, au Havre). — Taille 1m, 66; amplitude thoracique 0m, 94; amplitude abdominale 0m, 76; — force déployée au dynamomètre : 1° par traction, 27 kil.; 2° par compression, 35 kil. — Vigneron avant d'être soldat. — Tempérament pouvant être rangé dans la classe des bilioso-nerveux.

Antécédents pathologiques héréditaires : N'a jamais vu son père malade; sa mère est morte en couches; a quatre frères qui se portent bien.

Antécédents pathologiques personnels : N'a jamais eu aucune maladie aiguë. — Entré à l'hôpital du Havre le 22 avril pour un embarras gastrique, dont il guérit au bout de quelques jours. Se lève depuis le 4 mai et a bon appétit.

N'a jamais eu de maladie vénérienne, ni de fièvre intermittente. — Pas de tænia ni autres parasites. — Cœur et poumons sains. — Pas d'albumine ni de sucre dans les urines.

Donnet dit que ses forces ont diminué depuis qu'il est au régiment « car, ajoute-t-il, au régiment on ne boit pas de vin comme chez nous (vigneron de Bourgogne), et la soupe n'est pas toujours bonne. »

Poids au début de l'expérience	59 kil. 790 gr.	Différence — 90 gr.
id. à la fin.	59 kil. 700 gr.	

	Pression atmosphér.	Tempéra-ture	*Ingesta* (1/2 ration)		*Excreta*		Variations du poids
			AZOTE	CARBONE	AZOTE	CARBONE	
10 Mai .		15°	16 gr. 42	232 gr. 20	16 gr. 17	276 gr. 43	O.
11 — .	764	18°	15 gr. 55	216 gr. 40	19 gr. 29	274 gr. 48	P. 540 gr.
12 — .	762	15°	9 gr. 65	169 gr. 79	16 gr. 36	276 gr. 11	G. 450 gr.
13 — .	756	18°	9 gr. 96	166 gr. 20	15 gr. 15	275 gr. 60	P. 40 gr.
14 — .	757	16°	10 gr. 20	175 gr. 40	15 gr. 90	277 gr. 38	G. 490 gr.
15 — .	759	17°	16 gr. 72	244 gr. 83	17 gr. 93	275 gr. 20	P. 600 gr.
16 — .	761	17°	16 gr. 77	297 gr. 08	14 gr. 74	276 gr. 11	G. 250 gr.
17 — .	757	15°	9 gr. 96	178 gr. 16	17 gr. 19	275 gr. 02	P. 300 gr.
18 — .	758	17°	17 gr. 29	229 gr. 64	13 gr. 32	275 gr. 02	O.
19 — .	760	17°	10 gr. 28	260 gr. 64	19 gr. 81	276 gr. 11	G. 300 gr.
Moyennes :			13 gr. 28	217 gr. 03	16 gr. 58	275 gr. 74	

L'azote ingéré sous forme d'aliments a été supérieur à l'azote excrété le 16 et le 18 mai. L'organisme s'en est ressenti, car nous voyons un gain de poids de 300 gr. pour le 19 mai. (Voy. observat.) Le résultat final a été une perte de 90 gr. Nous pouvons conclure que l'alimentation, dans le cas de Donnet, était insuffisante.

La recette en équivalents nutritifs a toujours été, en moyenne, inférieure à la dépense.

Notons que Donnet, comme Letronnier, a eu 4 rations de vin au lieu de 2.

L'acide phosphorique a été dosé les 10, 18 et 19 mai; le 10 mai, il a été de 1 gr. 08; le 18 mai de 5 gr. et le 19 mai de 1 gr. 29.

L'excrétion du 18 mai, était au-dessus de la moyenne et indiquait une dénutrition minérale. Cette dénutrition a une grande importance dans certaines maladies, et l'examen des urines ne devrait pas être négligée dans ces cas.

Observation VIII.

Lecomte (Louis), salle Saint-Cyr, n° 22 (service de M. le Dr X...); âgé de 24 ans; soldat au 11e d'artillerie de forteresse (caserne d'artillerie, boulevard de Strasbourg, au Havre); né à Beaumaine (Seine-Inférieure); cultivateur normand; embonpoint moyen; tempérament lymphatique; strumeux. — Taille 1m,76; amplitude thoracique 0m,100; amplitude abdominale 0m, 91. Force déployée au dynamomètre : 1° par traction, 30 kil.; 2° par compression (main droite) : 45 kil.

Antécédents héréditaires : Rien de particulier. — Antécédents personnels : N'a jamais été malade avant l'accident qui l'a forcé d'entrer à l'hôpital le 28 février, pour une fracture de la jambe droite, actuellement consolidée. — N'a jamais eu de maladie vénérienne, ni de fièvre paludéenne. Pas de tænia ni autres parasites. Le cœur et les poumons sont sains; pas d'albumine ni de sucre dans les urines.

Poids au début de l'expérience. . . .	80 kil. 840 gr.	Différence + 20 gr.
id. à la fin.	80 kil. 850 gr.	

	Pression atmosphér.	Température	*Ingesta* (1/2 ration)		*Excreta*		Variations du poids
			AZOTE	CARBONE	AZOTE	CARBONE	
10 Mai .	764	12°	15 gr. 21	204 gr. 69	11 gr. 95	350 gr. 79	O.
11 — .	764.7	18°	7 gr. 03	132 gr. 42	18 gr. 46	352 gr. 49	G. 470 gr.
12 — .	762.7	15°	10 gr. 65	178 gr. 15	14 gr. 11	353 gr. 22	G. 200 gr.
13 — .	756	18°	9 gr. 03	106 gr. 32	12 gr. 29	352 gr. 85	P. 100 gr.
14 — .	559	16°	8 gr. 40	167 gr. 72	15 gr. 85	352 gr. 85	O.
15 — .	759.9	17°	18 gr. 15	246 gr. 51	9 gr. 81	392 gr. 85	O.
16 — .	761	17°	17 gr. 21	276 gr. 96	10 gr. 30	355 gr. 77	P. 300 gr.
17 — .	570	15°	13 gr. 26	124 gr. 74	15 gr. 72	353 gr. 03	G. 350 gr.
18 — .	757.9	17°	16 gr. 69	222 gr. 29	14 gr. 42	354 gr. 30	G. 300 gr.
19 — .	760.9	17°	12 gr. 13	235 gr. 51	16 gr. 87	452 gr. 67	P. 450 gr.
Moyennes :			12 gr. 87	189 gr. 68	13 gr. 97	352 gr. 62	

L'azote des ingesta de Lecomte s'est rapproché beaucoup de celui des excreta (12.87 et 13.97); cela a tenu à ce que ses urines contenaient très peu d'urée. Il ne désassimilait pas; l'organisme s'adaptait en quelque sorte, à l'alimentation qui lui était fournie. Nous ne saurions trop nous arrêter sur le fait, signalé par les expérimentateurs et que nos expériences confirment pleinement de l'adaptation de l'organisme humain à l'alimentation qui lui est fournie. Lorsqu'on diminue la nourriture, l'azote et le carbone des excreta diminuent aussitôt. Dans tous nos sujets, nous avons trouvé des quantités d'urée au-dessous de la normale dans les urines. Cela est vraiment heureux, car si la désassimilation continuait, lorsque le sujet est soumis à un régime de famine, comme avant l'inauguration de ce régime, la mort viendrait rapidement. Ces considérations permettent d'expliquer pourquoi la plupart des malades des hôpitaux maigrissent lentement; et aussi comment on peut supporter assez longtemps une alimentation insuffisante. Les effets d'une telle alimentation n'en sont pas moins réels, dangereux et doivent être pris en grande considération.

Il n'en a pas été de même pour le carbone, dont la dépense a toujours de beaucoup excédé la recette. Remarquons que le 15, le 16, le 17 et le 18 mai, l'azote ingéré a été supérieur ou égal à l'azote excrété et cela nous fera expliquer le gain final en poids. Notons encore que Lecomte a eu, comme les deux précédents, 4 portions de vin au lieu de 2.

L'acide phosphorique a été, le 11 mai, de 1 gr. 57 par litre; le 12 mai, de 0 gr. 78 et le 13 mai de 0 gr. 93.

Observation IX.

Amiens (Louis), salle Saint-Nicolas, n° 7 (service de M. le Dr. X...); âgé de 22 ans, né à Gergy (Saône-et-Loire); soldat au 129e régiment de ligne (caserne de Strasbourg, au Havre). — Taille 1m, 75; amplitude thoracique, 0m,93; amplitude abdominale, 0m,85. — Vigneron bourguignon. — Force déployée au dynamomètre : 1° par traction, 18 kil; 2° par compression (main droite), 42 kil. — Lymphatique.

Antécédents pathologiques héréditaires : Nuls. Deux frères bien portants.

Antécédents pathologiques personnels. : N'avait jamais été malade, avant le 16 avril dernier, où il a constaté à la verge un chancre mou pour lequel il est entré à l'hôpital le 22 avril. Guérison complète le 4 mai. Pas de sucre ni d'albumine dans les urines ; cœur et poumons sains; pas de tænia ni autres parasites.

Amiens ne se croit pas aussi fort qu'avant son arrivée au régiment; il accuse la nourriture du soldat.

Poids au début de l'expérience . . . . . 63 kil. 343 } Différence + 157 gr.
id. à la fin . . . . 63 kil. 500 }

	Pression atmosphér.	Tempéra-ture	Ingesta		Excreta		Variations du poids
			AZOTE	CARBONÉ	AZOTE	CARBONE	
10 Mai .	764	12°	7 gr. 13	217 gr. 19	13 gr. 14	289 gr. 30	O.
11 — .	764	18°	7 gr. 78	118 gr. 86	17 gr. 12	288 gr. 24	P. 293 gr.
12 — .	762	15°	11 gr. 57	238 gr. 49	13 gr. 10	286 gr. 00	P. 550 gr.
13 — .	756	18°	10 gr. 16	142 gr. 03	15 gr. 50	286 gr. 00	O.
14 — .	559	16°	8 gr. 09	133 gr. 99	11 gr. 58	285 gr. 34	P. 250 gr.
15 — .	759	17°	17 gr. 58	228 gr. 19	17 gr. 60	286 gr. 61	G. 350 gr.
16 — .	761	17°	8 gr. 92	126 gr. 42	12 gr. 56	289 gr. 87	G. 900 gr.
17 — .	570	15°	8 gr. 28	104 gr. 27	12 gr. 17	288 gr. 00	P. 250 gr.
18 — .	758	17°	16 gr. 14	218 gr. 85	10 gr. 59	289 gr. 87	G. 500 gr.
19 — .	760	17°	7 gr. 34	126 gr. 90	11 gr. 35	289 gr. 87	O.
Moyennes :			10 gr. 30	165 gr. 62	13 gr. 47	287 gr. 73	

Nous voyons par le tableau qui précède, que l'azote a été fourni en quantité suffisante le 15 mai, et en excès le 18 mai. L'alimentation suffisante du 15 mai (quant à l'azote seulement) s'est traduite par une augmentation de poids de 900 gr. le lendemain, 16 mai; augmentation énorme et qui n'est pas en rapport avec la matière protéique fournie à l'organisme, mais que nous avons tenu à signaler, pour bien indiquer l'influence de l'alimentation.

Le surlendemain, 18 mai, la balance constatait une perte de poids de

250 gr., sous l'influence de l'alimeniation insuffisante des 16 et 17 mai.

Nous avons déjà signalé les variations qui existent dans la valeur nutritive des quantités quotidiennes d'aliments, de même que l'insuffisance de ces quantités, et nous n'y reviendrons pas ici.

L'augmentation de poids de 157 gr. peut s'expliquer par les même considérations que nous avons indiquées pour Letronnier.

L'acide phosphorique, dosé les 12, 13, et 19 mai, ont donné 1 gr. 07, 1 gr. 97 et 0 gr. 71.

Observation X.

Pottier (Joseph), salle Saint-Nicolas, n° 5 (service de M. le Dr X...); âgé de 25 ans; né à Princez, département de la Vienne; soldat au 129e régiment de ligne (caserne de Strasbourg, Havre); embonpoint au-dessous de la moyenne, plutôt maigre; taille 1m,55; amplitude thoracique, 0m,85; amplitude abdominale, 0m,72; force déployée au dynamomètre : 1° par traction, 12 kil.; 2° par compression, 50 kil. — Maçon avant d'être soldat; tempérament bilioso-nerveux.

Antécédents pathologiques héréditaires : Père et mère ont eu la fièvre typhoïde en 1870; se sont toujours bien porté depuis. Trois frères, dont le cadet a eu la rougeole en 1870, se portent très bien actuellement.

Antécédents pathologiques personnels : A eu la rougeole en 1870; n'avait jamais été malade auparavant.

Il entre le 27 avril à l'hôpital, pour une pleurésie droite, avec épanchement assez abondant. Forte dyspnée; pas de fièvre.

Actuellement il va bien, mais il subsiste une légère submatité dans le tiers inférieur du thorax, à droite et en arrière.

Rien au cœur; pas de traces de maladie vénérienne; n'a jamais eu de fièvre paludéenne; pas de tænia ni autres parasites. — Pas de sucre ni d'albumine dans les urines.

Caractère doux et gai; dort bien, sans sueurs nocturnes et se sent de l'appétit.

Poids au début de l'expérience.	56 kil. 206	Différence — 1 k. 606
— à la fin	54 kil. 600	

	Pression atmosphér.	Tempéra-ture	*Ingesta* (1/4 ration)		*Excreta*		Variations du poids
			AZOTE	CARBONE	AZOTE	CARBONE	
10 Mai .	764	12°	13 gr. 82	169 gr. 04	15 gr. 96	203 gr. 46	O.
11 — .	764.7	18°	6 gr. 47	94 gr. 16	9 gr. 28	262 gr. 35	P. 307 gr.
12 — .	762.7	15°	6 gr. 46	92 gr. 31	23 gr. 91	261 gr. 99	P. 100 gr.
13 — .	756	18°	5 gr. 63	91 gr. 14	19 gr. 29	261 gr. 27	P. 200 gr.
14 — .	559	16°	7 gr. 66	95 gr. 80	10 gr. 98	260 gr 54	P. 200 gr.
15 — .	759.9	17°	7 gr. 27	96 gr. 04	14 gr. 96	258 gr. 91	P. 450 gr.
16 — .	761	17°	5 gr. 38	89 gr. 79	21 gr. 77	258 gr. 91	O.
17 — .	570	15°	4 gr. 68	99 gr. 47	17 gr. 56	258 gr. 37	P. 150 gr.
18 — .	758.9	17°	5 gr. 00	85 gr. 68	13 gr. 46	256 gr. 56	P. 500 gr.
19 — .	760.9	17°	7 gr. 67	75 gr. 38	22 gr. 55	257 gr. 65	G. 300 gr.
Moyennes :			6 gr. 84	98 gr. 93	16 gr. 97	254 gr.	

La différence entre l'azote ingéré et celui excrété, et celle entre le carbone des ingesta et celui des excreta, sont encore plus grandes dans l'observation de Pottier que dans les précédentes. Dès lors, il n'est pas étonnant que le résultat de l'expérience se traduise par une perte de poids de 1 kil. 606 gr. Doit-on envisager cette déchéance organique comme le fait d'une tuberculisation commencée depuis longtemps, ou comme le résultat d'une alimentation vicieuse? Nous n'oserons nous prononcer. Nous croyons, cependant, qu'une alimentation intelligente et conforme à la physiologie pourrait, au moins, enrayer le mal. Les beaux succès obtenus par M. le Dr Debove, par sa méthode du gavage chez les phthisiques, sont faits pour confirmer notre opinion.

TROISIÈME SÉRIE

Les deux observations que comprend la 3e série sont celles de MM. Montagne et Bottard, internes à l'hôpital du Havre. Ces observations sont aussi complètes que nous avons pu les prendre, et constituent, dans notre pensée, une sorte de vérification des observations précédentes. La substance ingérée et les matières excrétées ont été pesées avec une rigueur presque mathématique; l'état du temps, la pression, la température ont été notés avec soin.

OBSERVATION XI.

Bottard (Louis), interne à l'hôpital du Havre; 30 ans; né à la Réunion; embonpoint un peu au-dessus de la moyenne; taille 1[m],72;

amplitude thoracique, 0m,90; amplitude abdominale, 0m,94. Force déployée au dynamomètre : 1° par traction, 20 kil.; 2° par compression, 60 kil.

Antécédents héréditaires : père mort à 30 ans de fièvre cérébrale; mère morte à 49 ans d'une affection organique du cœur; deux frères qui se portent bien, quoique sujets, de temps à autre, à des accès de fièvre paludéenne inhérents au climat sous lequel ils vivent (Réunion).

Antécédents pathologiques personnels : rougeole à 5 ans; accès de fièvre paludéenne de 1877-1881.

Poids au début de l'expérience. . . . 75 kil. 391 gr. } Différence — 276 gr.
id. à la fin . . . . 75 kil. 125 gr. }

	Etat du temps	Pression atmosphér.	Tempéra-ture	Ingesta			Excreta		
				Variations du poids	AZOTE	CARBONE	URÉE EN 24 HEURES	AZOTE	CARBONE
					gr.	gr.	gr.	gr.	gr.
1er Mai .	H.	751	13°	G. 9	17.23	186.33	49.35	28.20	332.94
2 — .	S.	754	19°	P. 400	13.14	217.81	22.03	15.36	331.50
3 — .	S.	758	18°	P. 225	16.04	130.72	27.57	22.28	330.68
4 — .	H.	747	15°	G. 25	12.03	150.95	32.82	20.59	330.77
5 — .	S.	751	15°	P. 300	6.91	130.04	26.90	17.37	229.69
6 — .	H.	742	14°	G. 100	18.20	175.02	22.83	16 »	230.05
7 — .	S.	752	16°	G. 193	6.33	128 »	36.60	22.32	330.74
8 — .	S.	743	14°	P. 293	20.07	179.38	17.78	13.67	329.69
9 — .	S.	769	6°	G. 650	11.52	146.70	30 »	19.30	333.04
10 — .	S.	764	12°	P. 35	13.43	144.78	24.66	16.83	331.30
Moyennes :					13.49	158.97	30.05	29.26	331.30

L'acide phosphorique, dosé par la méthode de Frésénius, a donné pour les 5, 6 et 7 mai : 2.72, 2.27 et 4 gr. par litre d'urine.

M. Bottard nous communique les réflexions suivantes sur son observation : « J'ai pris, depuis quelque temps, un peu trop d'embonpoint et je désire maigrir; aussi je sors de table ayant encore faim et je ne mange que ce qui me plait; mon alimentation est plutôt végétale qu'animale, par goût.

Le régime auquel je me suis soumis m'a fait perdre, à la fin de l'expérience, 276 gr. Cela est tout naturel, car la dépense l'emportait chaque jour sur la recette, excepté pour le 6 et le 8 mai, où l'azote ingéré par les aliments l'a emporté sur celui des excreta. Le carbone a toujours été fourni en quantité insuffisante, et cela est un mal; c'en est un autre d'abuser de l'alimentation végétale. Je réglerai, désormais, mon alimentation d'une manière plus physiologique.

« Le gain (de poids) de 100 gr. indiqué au 6 mai est une anomalie, car l'alimentation de la veille avait été notoirement insuffisante, (ingesta 6 gr. 91 d'azote; excreta 17.87). Je puis, néanmoins, l'expliquer par le manque d'exercice physique. Je suis resté enfermé toute la journée, par un temps humide et froid. La perspiration cutanée et la quantité des excreta ont dû, certainement, être diminuées par l'état du temps. »

Observation XII.

Montagne (Angel), 35 ans, né à Vars (Charente), interne à l'hôpital du Havre (Seine-Inférieure) ; taille 1m,72, embonpoint au-dessus de la moyenne; amplitude thoracique, 0m,95 ; tempérament bilioso-nerveux. — Force déployée au dynamomètre : 1° par traction, 21 kil ; 2° par compression, 57 kil.

Antécédents pathologiques héréditaires : Père bien portant ; 72 ans ; n'a jamais été malade. Mère morte à 55 ans d'une affection organique du cœur.

Antécédents pathologiques personnels : A 12 ans, bronchite aiguë. A 22 ans, attaque de rhumatisme articulaire subaigu. Ni sucre ni albumine dans les urines — Pas de tænia ni autres parasites. N'a jamais eu de fièvres paludéennes.

Poids au début de l'expérience . . . . . 71 kil. 050 } Différence — 100 gr.
id. à la fin . . . . 70 kil. 950 }

	Etat du temps	Pression atmosphér.	Tempéra-ture	Ingesta			Excreta		
				Variations du poids	AZOTE	CARBONE	URÉE EN 24 HEURES	AZOTE	CARBONE
					gr.	gr.	gr.	gr.	gr.
30 avril.	H.	760	18°	G. 430	14.32	213.01	2[illegible].27	17.12	318.75
1er Mai .	H.	751	13°	G. 90	18.08	185.37	26.27	17.58	319.08
2 — .	S.	754	19°	P. 70	14.88	238.57	40.90	24.31	318.83
3 — .	S.	7[illegible]8	18°	P. 100	14.93	155.88	20.20	14.79	317.38
4 — .	H.	747	15°	G. 80	16.57	218.53	41.45	24.70	317.67
5 — .	S.	751	15°	G. 380	11.87	183.21	29.76	19.18	318.83
6 — .	H.	742	14°	P. 50	14.42	162.94	12.54	11.26	318.64
7 — .	S.	752	16°	P. 435	12.29	162.17	19.52	14.47	317.07
8 — .	S.	743	14°	G. 85	15.26	220.91	22.95	16.05	317.38
9 — .	S.	769	6°	P. 10	12.39	164.49	12.11	11 17	316.98
10 — .	S.	764	12°	P. 40	11.91	178.91	26.70	17.78	316.83
Moyennes :					13.99	170.36	25.27	17.13	317.64

L'acide phosphorique dosé les 5, 6 et 7 mai a donné : 0 gr. 64, 2.41 et 1.42 par litre.

Dans l'observation qui précède, l'azote de la recette n'a été égal ou supérieur à l'azote de la dépense que le 1er mai, le 3 mai, le 6 et le 9 mai. Le carbone dépensé a toujours été supérieur à celui ingéré. Alimentation vicieuse au même titre que celle de M. Bottard, et à laquelle il faudra remédier.

Le résultat final a été une perte de poids de 100 gr.

Pour résumer les réflexions que nous avons émises après chacune des observations qui précèdent, nous exprimerons :

1° Que l'alimentation quotidienne est mal réglée et n'est pas conforme aux données scientifiques.

2° Que le 1/4 de ration est insuffisant : — La plupart des malades recherchant cette ration pour avoir un peu de viande rôtie ou accompagnée de sauce. Nous avons dit plus haut que les malades à la demi-ration n'ont que de la viande bouillie et des légumes). Les malades, en général, achètent du pain, pour compléter leur alimentation. Cela est une anomalie (pour ne pas dire autre chose) sur laquelle nous croyons devoir attirer l'attention de l'administration de l'hôpital du Havre.

3° Les malades à la demi-ration n'ont pas une quantité suffisante de matière protéique et de carbone. La matière azotée leur est fournie surtout sous forme de légumes secs, et nous savons que l'azote des légumineuses est trois fois moins assimilable que celui de la viande. D'où fatigue des voies digestives. Aussi arrive-t-il, et c'est là un fait d'observation que nous ont signalé plusieurs médecins de l'hôpital du Havre, qu'on est forcé de ramener au quart de ration la plupart des malades mis primitivement à la demi-ration, à cause des diarrhées qui se produisent sous l'influence de cette alimentation. Le manque de carbone n'est pas moins nuisible, croyons-nous. Sans entrer dans des considérations physiologiques sur l'influence de la diète carbonée, nous croyons pouvoir exprimer que cette dernière a pour résultat de surmener nos poumons, et nous ne serions pas éloigné de voir dans le fait que nous signalons la cause de la tuberculisation pulmonaire si commune de nos jours. La citation suivante que nous tirons des cliniques médicales de M. le Pr Peter (1), vient, d'ailleurs, corroborer puissamment notre opinion. « Nous savons que, dans la grande majorité des cas, la tuberculisation spontanée est le résultat de *l'inanitiation digestive* ou de l'inanitiation respiratoire : éviter ces causes, les éloigner si elles existent, c'est placer le sujet dans les conditions les meilleures pour le préserver ».

Nous n'avons pas fait d'expériences sur la ration aux 3/4, parcequ'elle n'est accordée aux malades de l'hôpital du Havre que la veille de leur sortie.

(1) Peter. Cliniques méd., t. II, p. 484.

CHAPITRE V

COMMENT NOUS ENTENDONS L'ALIMENTATION DANS LES ÉTABLISSEMENTS PUBLICS. — DIVERSES FORMULES D'UNE ALIMENTATION RATIONNELLE, ADAPTÉE A PLUSIEURS CLASSES DE LA SOCIÉTÉ. — CONCLUSIONS.

> Eclairée par la science, défendue et protégée par elle, la vie de l'homme devient plus longue, plus douce, plus heureuse; la science est l'âme même du corps social.
>
> BÉCLARD (*Eloge de Cl. Bernard*).

Avant d'exposer comment nous entendons l'alimentation dans les établissements publics, nous ne croyons pas inutile de rappeler, en les complétant, certaines considérations que nous avons déjà présentées, en traitant de la physiologie de l'alimentation.

Nous avons exprimé que, pour refaire ses tissus soumis sans cesse au changement, et pour produire la chaleur nécessaire à la vie du protoplasma, l'homme a besoin d'absorber, sous forme d'aliments, des matières protéiques et des matières carbonées.

Le rapport de la matière protéique à la manière carbonée doit être, d'après Moleschott : : 1 : 3. M. A. Gautier indique le rapport : : 1 : 3.80. « Suivant que l'on veut, dit le savant professeur à la Faculté de Paris, par l'alimentation, arriver à produire chez l'individu de la résistance au froid ou de la résistance à la fatigue, ce nombre 3.80 doit être augmenté ou diminué, c'est-à-dire qu'on doit augmenter la quantité des matières amylacées et grasses pour produire une calorification plus puissante; ou celle des matières albuminoïdes pour produire de la force ».

Justus Liebig (Voy. Nouv. lettres sur la chimie) a indiqué, dans le tableau suivant, le rapport, en poids, entre les matières albuminoïdes et les hydrates de carbone de plusieurs aliments simples :

ALIMENTS	MATIÈRES ALBUMINOIDES	MATIÈRES HYDROCARBURÉES
Lait	1	3
Chair de mouton gras	1	3
Bœuf moyen	1	2
Froment	1	4.6
Seigle	1	5.7
Pommes de terre	1	9
Riz	1	12
Lentilles	1	2.1
Pois	I	2.3
Fèves	1	2.2

Les proportions suivant lesquelles les matières protéiques doivent être associées aux matières hydrocarbonées varient un peu suivant les auteurs. Nous ne citerons que la formule indiquée par M. le Pr A. Gautier, comme devant réparer le mieux les pertes de l'économie.

Matière protéique sèche	124 gr.	(azote 19.84)
Amidon sec ou corps analogues	398	
Corps gras	74 (1)	

Cette formule est déduite des pertes de l'organisme.

« Un adulte moyen, poursuit M. A. Gautier, pesant 63 kil. 1/2 expulse dans nos pays, et par 24 heures, 20 gr. d'azote et 280 gr. de carbone sous divers états.

« Ces 20 gr. d'azote, journellement excrétés, se divisent comme suit :

15 gr. 60	d'azote correspondant à 33 gr. 5 d'urée par jour, pour un poids moyen du corps de 65 kil. 500.
0 gr. 7	d'azote correspondant à 2 gr. environ de créatine, acide urique et autres corps azotés qui se trouvent dans les urines.
0 gr. 373	d'azote correspondant à 8 gr. 3 de fèces secs (fèces contenant 4 gr. 5 d'azote 0/0, teneur qui correspond à la moyenne de la nourriture quotidienne).
A rep. 16 gr. 673	

(1) Moleschott indique 84 de graisse pour 404 d'amidon.

Rep. 16 gr. 673
0 gr. 1 d'azote correspondant à la sueur, à la desquamation et à la dépilation.
3 gr. 23 d'azote perspiré et expiré représentant le 1/2 centième environ du poids de l'oxygène absorbé.

20 gr. 003 azote correspondant à 124 gr. de matières protéiques sèches.

Nous avons vu que M. Payen (voy. Ch. III) estime à 14 gr. 5 l'azote contenu dans l'urine de 24 heures, pour un homme d'un poids moyen, sécrétant 1450 gr. d'urine; et à 5 gr. 5 l'azote contenu dans les excréments solides, les mucus divers, les exhalations cutanées, etc. Total : 20 gr.

Il faut aussi évaluer la dépense que fait l'organisme humain en carbone. Le Dr Edward Smith (voy. Ch. III) estime le carbone dépensé par la respiration à 3 gr. 62 par kil. du poids du corps ; le carbone qui figure dans les urines est, en moyenne, de 45 gr. (Payen), et celui qui se retrouve dans les fèces, et les produits de la sécrétion cutanée de 15 gr. (Payen).

Si, d'après ce que nous venons d'exposer, nous voulons estimer la quantité d'azote nécessaire, par exemple, à un malade entrant à l'hôpital pour une affection qui comporte une alimentation ordinaire (une fracture ou un abcès sans réaction) nous doserons l'urée exécrétée pendant 24 heures et multiplierons le chiffre d'urée par 0.46, afin de convertir cette substance en azote ; puis, nous ajouterons au produit obtenu le nombre 5.5, qui représente l'azote contenu dans les fèces, mucus divers et exhalations cutanées. Nous obtiendrons ainsi la quantité d'azote à fournir à notre sujet, chaque jour, sous forme d'aliments. — La méthode que nous proposons n'est pas très rigoureuse, mais nous croyons qu'elle peut suffire aux besoins de la pratique journalière, parce qu'elle se rapproche beaucoup de la vérité. On obtiendrait plus de précision en dosant l'urée pendant plusieurs jours de suite, et en se basant sur la moyenne de cette sécrétion pour fixer l'alimentation.

Pour fixer l'alimentation carbonée, d'après la dépense, nous procéderons ainsi : 1° nous multiplierons le poids du malade à son entrée à l'hôpital par 3.62, afin d'obtenir la quantité de carbone dépensé par la respiration; 2° nous ajouterons au produit : 45 (carbone des urines) et 15 (carbone des fèces, etc.). Nous obtiendrons la quantité de carbone nécessaire au corps du malade en question, pour qu'il ne s'use pas pendant son séjour à l'hôpital et qu'il se retrouve, à sa sortie, tel qu'à son entrée.

Ce sont là des opérations faciles à faire ; la fixation de l'alimentation, par les moyens que nous venons d'indiquer, est aussi une pratique qu'il est à souhaiter de voir s'établir dans les hôpitaux. — Mais nous nous heurterons à une grave difficulté. Le médecin d'hôpital n'a pas encore pu obtenir de fixer, à son choix, l'alimentation de ses malades. Le jour où ce progrès, — appelé par d'éminents esprits, — aura été réalisé, un grand pas aura été fait dans l'application de la thérapeutique alimentaire, la plus salutaire de toutes, à notre sens. Nous croyons pouvoir prédire, comme résultat certain de ce nouveau mode de faire, un chiffre double de guérisons.

Nous ne sommes pas seul à envisager la question sous cet aspect. Nous avons relevé les lignes suivantes dans la notice explicative qui accompagne le tableau graphique qu'a élaboré la Commission des hôpitaux civils de Varsovie, et dont nous avons parlé dans nos considérations générales : « La Commission en arriva à cette conviction que l'alimentation des malades ne remplirait son but, que si le médecin pouvait prescrire à son client la quantité et la qualité d'aliments nécessaires au rétablissement de ses forces normales ». Vérité qui mérite d'être méditée chez nous.

Pour répondre aux idées que nous venons d'exprimer, et pour faire que le médecin, au lieu d'avoir à sa disposition, comme en l'état actuel, des mets tout préparés, puisse faire un choix parmi les aliments qui, au point de vue physiologique, s'appliquent le mieux à l'état du malade, nous devions placer ici un tableau graphique analogue à ceux faits en Allemagne et en Russie. Nous avons préféré rejeter ce tableau à la fin de notre travail, à cause de son étendue.

Nous avons déjà exprimé que le rôle du médecin doit être de guider la charité publique ou privée, en lui indiquant les formules de l'alimentation, basée sur la physiologie. Nous laisserons aux médecins des hôpitaux le soin de diriger l'alimentation dans ces établissements ; d'autant que nous avons réclamé pour eux ce droit, qui est aussi un devoir.

Nous indiquerons maintenant diverses formules d'une alimentation rationnelle, adaptée à plusieurs classes de la Société et à divers établissements publics.

DISPENSAIRE DU DOCTEUR GIBERT.

La petite critique que nous nous sommes permise sur l'alimentation donnée au dispensaire du Dr Gibert, nous fait une obligation de proposer les formules suivantes, qui répondent, croyons-nous, à l'âge des enfants qui y prennent leurs repas.

Nous avons déjà donné une formule (voy. Ch. III) qui représente la combinaison du riz au bœuf, au lard et aux lentilles. Cette formule, on s'en souvient, offre 13.06 gr. d'azote et 220.57 gr. de carbone, quand il faut à un enfant de 10 ans 12.02 gr. d'azote et 201.60 gr. de carbone. La ration, d'après la formule n° 1, revient à 0 fr. 37 c.

FORMULE N° 2

	AZOTE	CARBONE	PRIX
Morue salée, 100 gr.	5.02	16	0.08
Haricots secs, 150 gr.	4.50	42	0.052
Pommes de terre, 300 gr.	0.99	33	0.03
Lard haché menu, 50 gr.	0.59	35.57	0.057
Sel	—	—	0.002
Poivre	—	—	0.0002
Oignons	—	—	0.005
	11 10	126.57	0.226
Complément d'alimentation :			
Pain, 150 gr.	1.80	45	0.045
Beurre, 40 gr.	0.25	25.20	0.12
Total	13.15	196.77	0.39

Dans cette nouvelle formule, le carbone est insuffisant; mais il serait facile de suppléer à ce défaut de carbone, en augmentant la proportion du lard.

FORMULE N° 3

	AZOTE	CARBONE	PRIX
Viande de bœuf, 100 gr.	4.50	16.50	0.15
Haricots secs, 75 gr.	2.94	32.25	0.0263
Farine de maïs, 200 gr.	3.40	88	0.03
Lard haché menu, 50 gr.	0.59	35.57	0.057
Sel	—	—	0.002
Poivre	—	—	0.0002
Oignons	—	—	0.005
Total	11.43	172.32	0.32

Comme dans la formule n° 2, une tartine de pain beurrée pourrait rétablir l'équilibre.

Remarquons que l'emploi du maïs, qui est très nourrissant, produit, dans la formule précédente, une économie considérable. « D'après un calcul établi sur les besoins physiologiques de l'homme, la nourriture d'une semaine pour un adulte coûterait seulement 0 fr. 95 environ, et si l'on excepte les pois, qui se digèrent difficilement, il n'y a rien qui lui soit comparable au point de vue de l'économie. » (Letheby, *loc. cit.*)

Nous pourrions indiquer un plus grand nombre de formules, car la combinaison des aliments, pour le cas qui nous occupe, n'est limitée que par leur prix de revient.

L'essentiel est d'avoir toujours en vue d'atteindre les chiffres d'azote et de carbone indiqués par les physiologistes.

Pour remédier à l'insuffisance de l'alimentation donnée dans les fourneaux économiques du Havre, nous proposerons d'introduire dans le menu de chaque jour un plat fondamental, analogue à la soupe du soldat, et dans lequel il entrerait, avec des légumes secs et frais, un peu de viande et du pain, ou du riz, ou encore de la farine de maïs. Ce mets, qui aurait l'avantage d'être un aliment complet et d'être accessible, par son prix, aux journaliers qui ne peuvent se payer plusieurs mets à la fois, pourrait avoir pour formule, par ration :

FORMULE N° 1

	AZOTE	CARBONE	PRIX
Bœuf, 100 gr.............	3	11	0.15
Haricots secs, 75 gr.........	2.94	32.25	0.0263
Choux et carottes (de chaque, 50 gr.).................	0.31	5.59	0.010
Lard, 100 gr................	1.18	71.14	0.114
Sel, 10 gr..................	—	—	0.002
Poivre.....................	—	—	0.0002
Oignons....................	—	—	0.005
Pain, 300 gr................	1.07	28	0.09
	10.00	153.39	0.3975

La valeur nutritive de deux repas ferait en azote 20 gr. et en carbone 306.78 gr., alimentation que nous croyons plus que suffisante. Le prix de revient de la nourriture d'un jour serait 0 fr. 78. — Dans la formule ci-dessus, le pain pourrait être remplacé par du riz ou de la farine de maïs, en proportions convenables.

FORMULE N° 2

	AZOTE	CARBONE	PRIX
Morue salée, 100 gr.........	5.02	16	0.08
Pommes de terre, 400 gr....	1.32	44	0.04
Sel, 10 gr..................	—	—	0.002
Poivre.....................	—	—	0.0002
Oignons....................	—	—	0.005
	6.34	60	—
Pain, 500 gr................	5.35	140	0.15
	11.69	200	0.2772

Le prix de revient du mets n° 2 est remarquablement modique.

FORMULE N° 3

	AZOTE	CARBONE	PRIX
Lentilles, 150 gr.	5.80	64.50	0.0825
Lard salé, 100 gr.	1.18	71.14	0.114
Poivre	—	—	0.0002
Oignons	—	—	0.005
	6.98	135.64	
Pain, 500 gr.	5.35	140	0.15
	12.33	275.64	0.3517

Nous croyons inutile de poursuivre ces combinaisons d'aliments, qui sont faciles à faire, d'après l'indication que nous avons donnée.

Nous jetterons maintenant un regard rapide sur les cuisines populaires de plusieurs grandes villes de l'Europe, en nous servant des renseignements que nous avons trouvés dans la brochure du Dr Luigi Pagliani, de Turin.

L'ouvrier de Modène se procure pour la somme de 0 fr.48 à 0 fr. 50 une ration journalière contenant 86 gr. 6 de matières albuminoïdes, 48,4 gr. de graisse et 293 gr. de matières amylacées. La ration d'un ouvrier qui travaille et qui contient 125 gr. de matières albuminoïdes, 70 gr. de graisse et 345 gr. de matières amylacées revient de 0 fr. 50 à 0 fr. 55.

A Leipzig, les aliments fournis par les cuisines populaires ont le prix suivant :

	fr. c.
Potage au riz, 100 gr.	0.06
Pâtes au riz, 100 gr.	0.06
Orge ou gruau, 100 gr.	0.06
Viande de bœuf, 83 gr.	0.06
Viande de mouton, 83 gr.	0.06
Bœuf fumé, 50 gr.	0.06
Porc fumé ou porc frais, 50 gr.	0.06
Légumes, 50 gr.	0.08
Haricots, 250 gr.	0.08
Pois chiches, 250 gr.	0.08
Petits pois, 200 gr.	0.08
Patates, 200 gr.	0.08

Nous avons trouvé pour Glascow :

	fr. c.
Bouillon de conserve ou soupe variée, 1 kil.	0.10
Viande, 31 gr.	0.10
Œuf (un)	0.10
Pudding, 125 gr.	0.10
Riz, 250 gr.	0.10
Pommes de terre, 350 gr.	0.10
Pain, 250 gr.	0.10
Bière	0.10
Limonade	0.10
Café	0.10

Pour Grenoble :

	fr. c.
Potage, 1 kil.	0.10
Viande, 130 gr.	0.10
Légumes	0.10
Pain, 132 gr.	0.05
Dessert	0.10

Pour Bruxelles :

	fr. c.
Soupe, 1 kilog.	0.10
1/2 soupe (500 gr.)	0.05
Pain, 100 gr.	0.05
Viande, 120 gr.	0.20
Poisson, 200 gr.	0.20
Légumes, 200 gr.	0.20
Pommes de terre, 200 gr.	0.20
Bière, 500 gr.	0.07
Café, 250 gr.	0.05

Ces chiffres ont leur éloquence. Si l'on se reporte au Ch. III, où nous faisons la critique des Fourneaux économiques du Havre, on verra que le prix des aliments de la plupart des cuisines populaires, à l'étranger, est inférieur au nôtre. A Turin, d'après le Dr Luigi Pagliani, tout a été prévu dans la combinaison des menus : le mode de préparation, la valeur nutritive, la digestibilité des aliments et même la variété, qu'il est bon d'introduire dans l'alimentation. Les résultats sont magnifiques. La vie de l'ouvrier est assurée et à un prix d'une modicité remarquable. C'est là un succès que nous envions pour nos compatriotes des classes ouvrières.

CONCLUSIONS

L'alimentation, est-il besoin de le redire, a une grande importance au point de vue social. C'est ce qu'avaient compris les législateurs antiques, dont nous avons esquissé les prescriptions alimentaires. Dans un état démocratique, comme le nôtre, le souci de l'alimentation des masses s'impose plus que tout autre, car de toutes les conditions du bien-être, avoir une nourriture saine et abondante est la première. Une nation bien nourrie sera toujours une nation forte : nous avons cité des exemples de l'influence funeste d'un régime alimentaire insuffisant, et nous n'y reviendrons pas ici. Le Dr Mischer Rusch, de Bâle (Étude sur l'alimentation populaire) a appelé l'attention des législateurs sur l'importance d'une alimentation saine et abondante non seulement au point de vue de la mortalité mais encore de la reproduction de l'espèce forte et vigoureuse. Il rappelle les nombreux cas d'exemption du service militaire en Suisse et accuse la production du fromage qui, exporté, prive ses compatriotes d'un aliment azoté de premier ordre, qu'ils remplacent par des pommes de terre, du café et de l'alcool. Il résulte d'une note qui nous a été fournie par le recrutement militaire de l'arrondissement du Havre que les exemptés ont atteint, pour l'année 1885 : au Havre, 36,08 0/0 du nombre des inscrits, à Doudeville et à Saint-Romain, qui sont les centres industriels de l'arrondissement : 46.90 et 47.13 0/0. Nous avons aussi exprimé l'importance de faire entrer l'alimentation rationnelle dans le système d'entrainement que nous faisons subir à la jeunesse. But difficile à atteindre, nous le savons, car l'on ne peut demander à l'Etat de distribuer la nourriture comme il distribue l'instruction. Sans vouloir, cependant, faire du socialisme d'Etat, nous pouvons exprimer de voir pratiquer sur une échelle plus vaste ce que la ville de Paris a établi dans ses écoles, c'est-à-dire une sorte de cantine scolaire où l'enfant pauvre trouve, pour un prix modique, une alimentation saine et suffisante.

Nous voudrions aussi voir les municipalités ne pas se reposer sur la charité privée du soin de nourrir les pauvres. En subventionnant certaines institutions de bienfaisance, elles se donneraient le droit de contrôler leur gestion. Nous ne sachons pas qu'il y ait un médecin chargé de surveiller l'alimentation dans les fourneaux économiques; — et c'est là un nouveau progrès dont nous appelons la réalisation. Nous avons fait ressortir que les aliments fournis par ces établissements ne sont pas toujours conformes, quant à leur composition, aux données physiologiques. Le médecin doit être le guide naturel en matière d'alimentation, et nous ne comprendrions pas qu'il crût déroger en s'occupant de cuisine. La ration des marins de l'Etat, qui constitue une alimentation modèle (1788 gr. aliments contenant 22 gr. 52 d'azote et 435 gr. 3 de carbone) a été formulée par une commission de médecins assistés de MM. Dumas et Payen.

Il serait intéressant autant qu'utile de faire des recherches analogues à celles que nous avons faites pour l'hôpital du Havre, sur le régime alimentaire des hôpitaux, des prisons, des maisons d'aliénés, etc., de la France entière, et de comparer ces régimes entre eux. Nous ne doutons pas qu'on reconnaîtrait alors qu'ils varient beaucoup dans leur valeur nutritive, et il ressortirait de cet examen que les autorités publiques n'accordent pas une attention suffisante aux principes dont on doit toujours s'inspirer dans la fixation du régime alimentaire des établissements publics.

Des réformes sont à faire, qui s'imposent à l'attention de ceux qui ont charge d'hommes. Notre rôle, à nous, se borne à signaler le mal. Nous voudrions que le cri d'alarme jeté par le Pr Panum au Congrès de Copenhague eût le plus grand retentissement; que l'exemple donné par la Commission des hôpitaux civils de Varsovie fût imité partout, et qu'on se mît à l'œuvre bravement et avec le désir d'aboutir; que, surtout, la direction de l'alimentation des malades ne fût plus gênée par les règlements administratifs et revînt entièrement aux médecins. C'est sur ce souhait que nous voulons clore notre travail, dans lequel le désir d'être utile a été notre plus puissant stimulant.

BIBLIOGRAPHIE

ANDRAL et GAVARRET. — Recherches sur les quantités d'acide carbonique exhalé par le poumon dans l'espèce humaine, in Annales de Chimie et de Physique, 1843, 3e série, t. VIII.

ARNOULD. — Nouveaux éléments d'hygiène, 1881.

H. BEAUNIS. — Nouveaux éléments de physiologie humaine, 1881.

J. BÉCLARD. — Traité élémentaire de physiologie humaine, 6e édition, 1870. — De la contraction musculaire dans ses rapports avec la température animale, in Arch. gén. de méd., 2e série, t. XVII, 1861.

E. BERTIN. — Coup d'œil historique sur l'hygiène (in Montpellier médical, juillet et août 1879).

BOUCHARD. — Leçon d'ouverture du cours de pathologie générale. Paris, 1885.

BOUCHARDAT. — De l'alimentation insuffisante. Thèse pour le professorat, 1850.

BOUSSINGAULT. — Économie rurale.

L. BOYER. — Histoire de la médecine (in Dict. Dechambre).

BYASSON. — Thèse de doctorat. Paris, 1868.

BRILLAT-SAVARIN. — Physiologie du Goût.

CARL VOGT. — Lettres philosophiques, 1875.

CELSE. — De Medicinâ.

CHOSSAT. — Recherches expérimentales sur l'inanition.

DE GASPARIN. — Cours d'agriculture.

DEZEIMERIS. — Dict. historique de la médecine, 1866.

DUMAS. — Traité de chimie.

FLEURY (l'Abbé). — Mœurs des Israélites, 1681.

FONSSAGRIVES. — Hygiène alimentaire, 1881.
— Art. Hygiène du Dict. encycl. des sciences médicales.

GALIEN. — De Sanitate tuendâ ; — De Alimentorum facultatibus.

A. Gautier. — Chimie appliquée à la physiologie, etc..... 1874. — Art. Nutrition du Dict. de chimie de Würtz. 1873.

N. Gueneau de Mussy. — Etude sur l'hygiène de Moïse et des anciens Israélites.

Hippocrate. — Œuvres. Traduction Littré.

Hirn. — Esquisse élémentaire de la théorie mécanique de la chaleur. (Bulletin de la Société des sciences naturelles de Colmar. — 1864).

Homère. — Iliade. Traduction Bitaubé.

A. Husson. — Discours sur la mortalité des jeunes enfants (séance de l'Académie de médecine du 23 octobre 1866). — Alimentation animale. Paris, 1881.

Laboulbène. — Celse et la médecine à Rome. Leçons sur l'histoire de la médecine.

Letheby. — Les aliments. Traduit de l'anglais par l'abbé Moigno, 1869.

H. Le Brument. — De la nutrition, 1858.

Lubelski. — Tableau graphique (avec notice en français), indiquant la composition physiologique de l'alimentation normale, etc... pour les hôpitaux civils de Varsovie.

Mischer-Rusch. — Ueber die Ernährüng der Sträflinge. A Bâle, 1883. — Die Ausgabe der Volksernärüng, etc. Mars, 1882.

Morache. — Traité d'hygiène militaire, 1874.

Nencki. — L'un des auteurs du tableau graphique des hôpitaux civils de Varsovie.

Oré. — Article Régime (In Nouveau dict. de médecine et chirurgie pratique).

Pagliani (L.) — Le cucine economiche popolari. Torino, 1883.

Panum. — Comptes rendus du Congrès de Copenhague, 1884. — Journal de Médecine de Paris, 1885.

M. Peter. — Leçons de clinique médicale, 1882.

Rabuteau. — Eléments d'urologie, 1875.

Ribes. — Hygiène thérapeutique, 1860.

Rochard. — Discours sur la valeur économique de la vie humaine. Congrès d'hygiène de la Haye, 1884.

Royer-Collard. — Discours à l'Académie de médecine, séance du 6 décembre 1843.

Revue des cours scientifiques : t. VII : « Les forces en tension et les forces vives en physiologie. » (Onimus).

RÉGIME ALIMENTAIRE pendant le siège de Paris (G. Sée). — Meilleurs moyens d'employer nos ressources alimentaires ; les ressources alimentaires des parisiens assiégés (Bouchardat). — L'absorption des substances albuminoïdes (E. Brucke).

REVUE SCIENTIFIQUE : « L'alimentation du genre humain dans le présent et dans l'avenir », par M. Beketoff, 24 septembre 1881. — L'alimentation artificielle (Debove), par M. Quinquaud, 21 octobre 1882. — L'hygiène individuelle (Bouchardat), 31 mai 1884. — Phénomènes chimiques de la contraction musculaire (Ch. Richet), 12 février 1881.

RÈGLEMENT sur le régime alimentaire des hôpitaux et hospices civils de Paris, 1867.

RÈGLEMENT de l'hôpital du Havre, 1875.

E. SMITH. — Journal de physiologie de Brown-Séquard, t. III, pag. 506, 632, 1860.

WORM-MULLER. — Om Ernœring og Forpleining. Kristiania, 1879.

WUNDT. — Nouveaux éléments de physiologie humaine. Trad. Bouchard, 1872.

TABLE DES MATIÈRES

Havre. — Imprimerie du Commerce, 3, rue de la Bourse.

www.ingramcontent.com/pod-product-compliance
Ingram Content Group UK Ltd.
Pitfield, Milton Keynes, MK11 3LW, UK
UKHW021059270726
13994UKWH00009B/861